森下克也
心療内科医

うつ消し漢方

自然治癒力を高めれば、
心と体は軽くなる！

方丈社

はじめに

西洋医学的なうつ病の治療は、一見、確立されているように思われます。どの精神医学の教科書を開いてみても、薬物療法（注）を主体として、だいたい似たようなことが書かれています。では、ほんとうにうつ病の治療はすでに確立されており、何の問題もないのでしょうか。

いいえ、そんなことはありません。

私は、三十年近く、うつ病の治療にかかわっています。漢方薬を治療の主流としていますが、もちろん西洋薬も必要に応じて使い分けます。

しかし、私のもとを訪れる患者さんは、圧倒的に漢方薬を望まれます。ほとんどの方が、すでに西洋薬による治療を受けています。そして、その結果に失望しています。いくつもの病院やメンタルクリニックを転々としたあげく、藁《わら》をもつかむような思いで来られるのです。
そんな患者さんが一様にいわれるのは、「精神科の医者はちっとも話を聞いてくれない」「一時間待たされて診察はたったの五分」「症状を訴えれば薬が増えるだけ」というものです。実際、処方されている薬を見させていただくと、十種類近い抗うつ薬や精神安定剤が漫然と何年も処方されていたりします。

こうした方々を通して垣間見える現代日本の精神医療は、たんに薬を処方するだけの、対話もなければ、医師との温かい心の交流もない、じつに殺伐《さつばつ》とした光景です。臓器が対象のほかの科での話ならまだしも、いやしくも精神医療は心を扱う科のはずです。

なぜ、このようなことが起きるのでしょうか。そこには、西洋薬そのものの問題もさることながら、現代の精神医療をめぐる二つの大きな問題があると私は考えています。一つは、薬を処方することだけが医療であると信じて疑わない医師の意識の問題、もう一つは、心理面にばかり目を向け、身体的な症状を度外視してきた精神科という専門科の体質の問題です。この二つはじつに根が深く、日本における心の医療が停滞している根本であるといっても過言ではありません。

一九六一年、池見酉次郎《ゆうじろう》先生が、九州大学医学部に精神身体医学研究施設を設立されました。ここから日本の心身医学の歴史が始まり、心と身体の相互関連を科学的に実証する数々の成果があげられました。そして、一九九六年には、「心療内科」が標榜《ひょうぼう》科として認可されるようになり、心療内科は心と身体を等しく診る科として「精神科」と明確に一線を画したのです。

当時、私たち心療内科医は、ここから心の医療が大きく前進すると期待しました。というのも、先にあげた、薬しか出さない、心しか診ない、という精神医療の問題点が、すでに声高に叫ばれていたからです。その解決手段として、心療内科に大きな期待が寄せられていたのです。

しかし、期待は裏切られました。その趣旨は医療界一般にはよく理解されず、心療内科という標榜科だけが独り歩きし、心療内科は精神科医の肩書きの一つに加えられたにすぎませんでした。

メンタルクリニックは精神科の暗いイメージを払拭《ふっしょく》しようと、次々と心療内科へと看板をつけ替え、街には心療内科が溢れました。世間に浸透していったかに見えた心療内科でしたが、その実態は、従来からある精神科となんら変わるところがありませんでした。残念ながら、この状況はいまも続いています。

このような問題は、私個人の力ではどうなるものでもありません。しかし、私は、心の医療に携わる者の一人として、せめて私のもとを訪れる患者さんだけには、心しか診ないのではない、薬しか出さないのではない、最善の医療をつくしたいと考えてきました。そのためにはどうすればいいか、いろいろと試行錯誤した結果、行き着いたのが「漢方」だったのです。

東洋医学では、うつ病を脳だけの問題とはとらえません。あくまで、心と身体のバランスの崩れとして見ます。診察においては、詳細な問診、舌や脈、お腹《なか》の診察が欠かせません。話す、聴く、触れるということを丹念に行います。それは、そのまま医師と患者さんとのコミュニケーションの深化につながります。東洋医学では、五分間診療はありえません。

また、西洋薬では、抗うつ薬、精神安定剤、胃薬、下剤などと、症状を訴えれば訴えるほど薬が増えていきますが、漢方薬では一つの処方ですみます。種類も豊富なので、経過や症状に応じたきめ細かな薬の使い分けもできます。副作用や依存の心配をあまりしなくてすむのはいうまでもありません。

このような漢方の特徴が、じつは、先にあげた日本の精神医療の問題点を解決する重要な手段になっているのです。つまり、とくにそのことを意識しなくても、ただ漢方を精神医療に取り入れるだけで、ごく自然に日本の心の医療に横たわる問題を解決の方向に導くことができるのです。

今回、漢方薬を適用する精神疾患のモデルとして「うつ病」を取り上げました。うつ病は精神疾患の代表です。精神病を漢方でどのように考え、どのように治療するかを知っていただくには、最適なモデルです。

漢方の目を通してうつ病を見ることで、もはやうつ病のひと言では収まりきらない多様性に富んだこの現代病を、私たちの祖先が営々と築き上げてきた方法でもって、心だけに偏らず、心と身体の両面から治すことができるのだということを知っていただけたらと思います。

私は、決して、漢方薬が万能であるとは考えていません。うつ病をはじめとする精神疾患のすべてが漢方薬だけで治療できるわけでもありません。どうしても西洋薬でなければ治療できない疾患もあります。

私がこの本を通してみなさんにお伝えしたいことは、「五分間診療」「投薬のみ」という現代の精神医療の抱える問題に対して、悠久の歴史の上に醸成された漢方というかけがえのない伝統医療を私たち日本人が持っているのだということ、さらにそれが精神疾患の治療に新たな一ページを開くのだということです。

この本が、うつ病に悩む多くの方々にとって少しでもお役に立ち、また、治療に携わる医師の方々にとりましても、治療の裾野《すその》を広げる一つのきっかけになれば、これ以上の幸せはありません。

森下克也

（注）具体的には、三環系抗うつ薬、四環系抗うつ薬、近年新たに登場した選択的セロトニン再取り込み阻害《そがい》薬（ＳＳＲＩ）、セロトニン・ノルアドレナリン再取り込み阻害薬（ＳＮＲＩ）、ノルアドレナリン作動性・特異的セロトニン作動性抗うつ薬（ＮａＳＳＡ）、そして、ベンゾジアゼピン系の精神安定剤であり睡眠薬です。

現在、うつ病の治療を行っている方、
うつ病や、その他の病気の薬を飲んでいる方、
子どもや妊婦の方、病中の方、
アレルギーのある方、
また、体調に不安のある方は
必ず、かかりつけの医師に相談してください。
漢方や生薬を購入する場合は、
信頼できる薬局、ドラッグストア等で
お買い求めください。
漢方や生薬を飲む量、飲む回数などは、
各漢方や生薬に記載された指示や、
飲み方の指示にしたがってください。
漢方や生薬を飲んで、具合が悪くなった場合は、
ただちに飲むのをやめて医師に相談してください。

うつ消し漢方　目次

事例 多量に処方される薬に嫌気が差したBさん（四十歳・女性）

第2章 漢方治療の基本を学ぼう

第3章 いろいろなうつ病の漢方治療

第1章

なぜ、漢方がうつに効くの？

事　例

主治医に不満だらけのＡさん（三十四歳・男性）

Ａさんの職業は、コンピュータ関連企業のシステムエンジニアです。会社の近くのメンタルクリニックでうつ病と診断され、治療を開始してかれこれ一年がたちますが、いっこうによくならないとのことで来院されました。

初診の日、Ａさんはいままでの治療にずいぶんと不満げでした。

経過をお聞きしますと、二年ほど前より激務による過労から体調を崩したとのことです。月の残業は慢性的に百時間を超え、徹夜で仕事をすることもたびたびで、チームリーダーに昇格してからは土日も満足に休めず出勤しなければなりませんでした。

そんな過労がたたり、意欲の低下、落ち込み、寝つきが悪い、朝なかなか起きられないという症状が出て某クリニックを受診しました。うつ病と診断され、すぐに投薬が開始されました。出された薬は、抗うつ薬、睡眠薬、精神安定剤でした。

しかし、一カ月、二カ月と服用してもよくなりません。主治医からは、睡眠をよくとって気分転換を図るようにいわれましたが、激務のなかでそれを実行することは難しく、具体的にどうすればいいのかわかりません。さらなる助言を求めても、主治医は、「服薬していればいずれよくなる」というばかりでした。

その後も症状が改善することはなく、便秘や頭痛、肩こりなどの身体症状も出現するようになりました。薬の副作用と思われる吐き気やめまいもあります。仕事でのつらいことなど、じっくりと話を聞いてもらいたいという思いがAさんにはありましたが、待合室は患者さんで溢れ、先生も忙しそうで、とてもそんな雰囲気ではありません。実際、診察の時間は五分程度しかありません。

しだいにAさんは話すことを躊躇《ちゅうちょ》するようになり、主治医の「何かお変わりありますか？」の問いに対して、「何もありません」と答えるだけになりました。しかし、その間にも心身の疲労は確実に進み、とうとうAさんは会社に行けなくなってしまいました。そして、藁をもつかむ思いで当院に来られたのです。

私は、まずAさんのお話をじっくりお聞きし、いままでがいかに大変だったかということに共感し、今後どうすればこのつらさから解放されるかを、ともに考えました。

そして、「気剤」と呼ばれる抑うつに効果のある漢方薬をベースに、気のめぐりの妨げになっている便秘と頭痛、肩こりに効く漢方薬を加味し、徐々に西洋薬の比率を抑えていきました。

さらに、ストレス源である職場から離れるために診断書を作成し、自宅安静をしていただくことにしました。その結果、三カ月ほどで抑うつ症状は軽快し、最終的には復職を果たすことができたのです。

外来では、ストレス対処能力の強化を図るためのカウンセリングを受けていただき、薬については漢方薬のみとしています。その後は再発することなく、元気に仕事を続けておられます。

このAさんのケースは、しばしば見られる例で、私から見ると、西洋医学的なうつ病治療の問題点をすべて背負い込んでしまった例だといえます。

漢方について知る前に、西洋医学の何が問題かについて、まず考えてみましょう。

軽視される対話

いちばんの問題は、主治医の治療態度にあると思われます。Aさんの訴えられた、意欲の低下、寝つきが悪い、朝なかなか起きられないという症状を、主治医は、どの精神科医でも行うように、「精神疾患の診断・統計マニュアル」（DSM-V）という精神疾患の診断基準に照らし、「大うつ病性障害」と診断したに違いありません。

次に、うつ病ということは、「モノアミン仮説」が成り立つと考えたのではないかと思います。モノアミン仮説とは、うれしい、悲しい、心地よい、苦痛だ、などの人間の精神活動が、脳内の神経細胞同士の情報伝達をしている物質、セロトニンやノルアドレナリン、ドーパミンなどの「モノアミン」と呼ばれる物質によってなされているという仮説です。うつ病は、このモノアミンが減ることによって起きると考えます。

たとえば、セロトニンが減ると、不安、イライラ、パニック発作などが、また、ノルアドレナリンが減ると、落ち込み、億劫《おっくう》、無気力などが起きます。

Aさんの脳内でも、セロトニンやノルアドレナリンなどのモノアミンの減少が起こっており、それがうつ病の原因であると、主治医は考えたのです。すると治療はどうなるでしょうか。そう、減少したモノアミンを補えばいいということになります。つまり、抗うつ薬の処方です。

西洋医学的に見れば、この治療法は間違っていません。

むしろ、ごくオーソドックスであるといえます。その意味で、この主治医を責めることはできません。問題は、そもそも仮説にすぎない、昨今では、製薬会社の作為でさえあると言われる、いまだ確実性のないモノアミン仮説に、主治医が頼りすぎていることです。Ａさんのつらさに共感するとか、じっくり話を聞くといった対話、いわば情のもたらす効能を、主治医は無視しているように思えます。

主治医は、抗うつ薬さえ飲んでいれば脳内の神経伝達物質の濃度が上がり、うつ病が改善すると考えています。もちろん、Ａさんの職場環境を改善する手段を、主治医が持っているはずはありません。しかし、そのつらさに少しでも耳を傾け、共感するだけで、Ａさんはずいぶんと癒《いや》されたに違いないのです。

このように、抗うつ薬全盛の現代においては、モノアミン仮説がうつ病の治療の根拠としてその中心に存在し、医師と患者さんとの心の交流を妨げています。Ａさんのような例は決して特殊ではなく、世のメンタルクリニックで日常的に起きていることなのです。

なぜこのようなことが起きるのでしょうか。それは、曖昧《あいまい》でつかみどころのない心の問題を、西洋医学という科学の枠組みのなかで無理矢理にとらえようとするからです。そして、良好な「医師―患者関係」を築く努力を、医師の側が怠っているからです。

西洋医学では、病気には必ず原因と結果があると考えます。たとえば、糖尿病の原因はインスリンの機能不全であり、心筋梗塞《こうそく》の原因は心臓の冠動脈の閉塞です。うつ病も例外ではなく、科学的に説明できる原因が必ずあると考えます。

ところが、心の問題というのは目に見えるものではなく、また、検査で明確になるものでもありません。因果関係がじつにつきにくいものです。そんな心の問題の一つであるうつ病を西洋医学的に治療しようとすると、いまだ不完全なモノアミン仮説を根拠に据え、半ば強引に原因と結果の枠組みにあてはめなければなりません。そうしなければ、治療という行為に進めないのです。

そんなモノアミン仮説を信奉している医師の頭の中で、仮説はいつしか確信となり、うつ病のすべてをこれで片づけようとするようになるのです。良好な「医師─患者関係」を築くなど、微塵《みじん》も考えなくなります。その結果が五分間診療です。

精神科の専門的治療には、薬物療法以外にも、精神分析、カウンセリング、認知行動療法など多々あります。しかし、これらを行うには、患者さん一人に一時間あるいはそれ以上を要します。一日に何十人も訪れる外来の患者さんを、とてもカバーしきれるものではありません。おのずと、楽に早くこなせる薬物療法に治療が偏ってしまうのです。これは、現代の精神科医の陥っている大きな問題といえます。

身体を診ない精神医学

Ａさんの例で次に問題なのは、身体症状がほとんどといっていいくらい顧みられていないことです。

Ａさんは、落ち込み、無気力といった心の症状のほかに、不眠、便秘、頭痛、肩こり、吐き気、めまいといった身体の症状を訴えています。しかし、主治医はあまりそこに関心を向けず、心の症状のことばかりを考えて処方しています。これも、西洋医学的なうつ病の考え方が、身体症状にさほど注意を向けなくてもいい構造になっていることからくる問題です。

日本の精神医学は、ヨーロッパに端を発します。ヨーロッパの精神医学といいますのは、クレペリン、ブロイラー、フロイトらを草分けとして、躁《そう》うつ病や統合失調症、不安神経症など、病的な心のあり方とはいかなるものかを追究してきました。

たとえば、近代精神医学の父といわれるクレペリンは、脳に原因のある精神病（内因性精神病）として早発性痴呆（いまでいう統合失調症に近い）と躁うつ病を定義し、ブロイラーは現在の統合失調症の概念をはじめて提唱しました。

フロイトは、不安神経症の研究から精神分析学をつくりました。彼らの業績が精神医学の発展に多大な影響をおよぼし、世界中に浸透していったのです。日本の精神医学も、このヨーロッパの精神医学を取り入れることで発展してきました。

こうした歴史のなかで、精神医学の関心はあくまで精神でした。躁うつ病や統合失調症の心理的な構造がどうなっているのか、どう分類すればいいのかなどが主題であり、心の病にともなう身体の変化についてはほとんど無視されてきました。

たとえば、うつ病には腰痛や頭痛、肩こり、便秘などが併発することが経験的にわかっていますが、それはあくまで内科や整形外科の問題であり、精神医学とは関係のないことでした。たとえ身体症状を取り上げたとしても、それは病的な心の状態の何らかの象徴としての意味づけしかなされませんでした。

そもそも西洋医学は、心と身体はまったく別のもので、相互に影響しあうことはないと考えます。このような考え方を「心身二元論」といいます。この心身二元論のなかで、精神医学はいつしか身体の問題を切り捨ててしまったのです。

「病期」を無視したうつ病治療

うつ病のような慢性に経過することの多い疾患の場合、「病期」があるということを念頭に置いて治療を進めなければなりません。どういうことかといいますと、病気の経過に応じて症状や身体の状態が変化しますので、それに対応した治療をしなければならないということです。

ところが、西洋医学では、うつ病が慢性に経過することの多い疾患であるにもかかわらず、病期はほとんど考慮されていません。大腸がんや白血病などの重篤《じゅうとく》な病気には病期分類があり、進行に応じて手術や放射線治療、化学療法などを選択します。けれども、うつ病に関する限り、治療を考慮した病期が西洋医学的にはありません。よって、進行に応じて治療のやり方が変わるということもありません。

しかし、東洋医学では、うつ病のその病期を「六病位」という病期分類にあてはめて考えます。六病位とは東洋医学の基本的な概念の一つで、名前のとおり、次の六つの段階があります。太陽病期、少陽病期、陽明病期、太陰病期、少陰病期、厥陰《けっちん》病期です。

太陽病期とは、病気の原因である病邪が身体に侵入したばかりの時期で、病邪がまだ身体の表面にとどまっている状態です。

少陽病期とは、病邪が少し身体の中に侵入した時期で、脇腹が重苦しくなったり（胸脇《きょうきょう》苦満《くまん》）、口が苦くなったり、胃痛がしたりします。

陽明病期は、さらに病邪が身体の奥深くに侵入した時期で、病邪と身体の抵抗力の反応が激しく、人によっては興奮したり、高い熱が出たりします。そのうえ、お腹が張ったり便通が悪くなったり、明確な消化器症状が出てきます。

太陰病期、少陰病期になると、身体の奥深くに侵入した病邪によって徐々に抵抗力が削《そ》がれ、心身が疲弊《ひへい》してきて、冷え、疲労・倦怠など消耗《しょうもう》の症状が目立ってきます。

厥陰病期は死を前にしたような、身体の抵抗力のほとんどを使い果たした状態です。

うつ病を六病位にあてはめてみますと、太陽病期から少陽病期にかけては、抑うつ、不安、焦燥、悲哀感など情緒の波が激しく、また、動悸《どうき》、胸が苦しい、呼吸がしづらい、汗をかく、などの身体症状も活発です。

病期が進み、少陽病期から陽明病期になると、情緒の波は沈静化し、何事も手につかない、憂鬱《ゆううつ》であるといった抑うつ気分が目立つようになります。

やがて太陰病期に入ると、興味がない、根気が続かない、生きがいがないといった意欲障害、疲労・倦怠などが持続します。

このように六病位とは、心身の抵抗力がしだいに消耗していくプロセスにほかなりません。

漢方では、このプロセスに応じた薬を使うことが非常に重要になります。うつ病も例外ではありません。

たとえば、うつ病の初期の不安や焦燥、動悸や呼吸困難感などに対しては加味逍遙散《かみしょうようさん》や柴胡加竜骨牡蠣湯《さいこかりゅうこつぼれいとう》を、少し病期が進行して、胃痛や便秘が強く出てくる時期になると調胃承気湯《ちょういじょうきとう》や大承気湯《だいじょうきとう》を、さらに進行して、無欲、無気力、意欲の低下、倦怠、冷えなどが目立つようになると帰脾湯《きひとう》や真武湯《しんぶとう》などを使用します。

うつ病の病期の概念がはっきりしない西洋医学では、病期によって薬を使い分けることがなく、病初期から何年も同じ抗うつ薬が処方されたりします。

太陽病期や少陽病期など、情緒の波の激しい、心身の抵抗力も十分な時期なら、抗うつ薬や精神安定剤を多少多めに使用しても問題はありませんが、太陰病期以下の、気力も体力も疲弊しきった時期に同様の内服を続けていると、かえって消耗を助長してしまい、意欲の低下や疲労・倦怠を持続させることになります。

慢性病であるうつ病では、心身の消耗あるいは疲弊という概念がとても重要です。時とともに削がれていく気力と体力を、時に応じて補いながら使用する薬を選ばなければなりません。西洋医学的なうつ病治療では、進行期におけるこの「補う」という考え方がないために、うつ病の治療を決定的に長引かせているのです。

事　例

多量に処方される薬に嫌気が差した Bさん（四十歳・女性）

Ｂさんは、高校受験を控えた息子さんを持つ専業主婦です。一年前、父親を亡くされたのと、ご主人が海外へ単身赴任することになったのとが重なり、孤独感を覚えるようになりました。元来が引っ込み思案の性格で、親身に相談に乗ってくれる友人はおらず、実家の母親にも気兼ねして連絡はとりませんでした。息子さんは受験勉強中ですから、余計な心配をかけるわけにもいきません。

しだいに、過剰な不安感、たとえば、「夫が不慮の事故にあったらどうしよう」「息子がどこにも受からなかったらどうしよう」などと思い悩むようになり、家に引きこもりがちになりました。なんとか息子さんには悟られないようにと表面的には明るくふるまっていましたが、息子さんを学校に送り出したあとは、夕方まで布団に潜《もぐ》り込んで悶々《もんもん》としていました。

ある日、さすがにこれではいけないと思い、近所のメンタルクリニックを受診しました。診断はうつ病でした。抗うつ薬と精神安定剤が処方されました。しばらく服用していると、眠気はありますが少し不安感は和らいできました。しかし、なんら状況が変わっているわけではありません。すぐに再びふさぎこむようになり、家からも出られなくなってしまいました。

やがて、頭痛、肩こりが出てきたので主治医に訴えると、「では、痛み止めを出しておきましょう」と鎮痛剤と筋弛緩《きんしかん》剤が処方されました。ところが、鎮痛剤を服用すると胃が痛くなります。そのことを訴えると、今度は胃薬が追加されました。さらに、「最近、便の出も悪くて」とつぶやくと、下剤と整腸剤が加わりました。

その後も、不眠、めまい、吐き気と訴えるごとに、睡眠剤、鎮暈《ちんうん》剤、ビタミン剤、鎮吐剤と増えていきました。この間もうつは改善しません。気がつくと、Bさんは日々十三種類の薬を服用することになっていたのです。薬が多すぎはしまいかと主治医にたずねてみましたが、「これでいいので服用しつづけるように」とのことでした。

まじめなBさんは、疑問に思いつつも回復するならと思い、飲みつづけました。しかし、一年たっても目立った改善はありません。薬を服用するだけで、日々お腹がいっぱいになってしまいます。さすがに心配になり、漢方治療を希望されて当院に来られました。

Bさんを東洋医学的に診察しますと、精神的なストレスが、「五臓論《ごぞう》」（五五ページ参照）でいうところの「**肝《かん》と心を冒した状態**」であるとわかりました。そのため、抑うつ症状に加え、頭痛や肩こり、めまい、不眠が起こっていたのです。さらに、肝と密接な関係にある脾《ひ》（消化器官）に悪影響が出て、吐き気を感じたり便秘になったりしていました。

どうしてそのように理解できるかはあとで述べるとして、治療としては、この**肝と心と脾のバランスを調《ととの》えることが大切**でした。そのための漢方薬を二種類服用していただき、症状は徐々に改善していきました。鎮痛剤や下剤、鎮量剤、睡眠剤をなくすことができ、それにともない抑うつも快方に向かい、最終的には抗うつ薬と精神安定剤をやめることができたのです。

西洋薬では何種類もの薬を必要としたBさんの症状が、東洋医学ではどうしてたった二種類の漢方薬で改善したのでしょうか。その答えも含め、なぜうつ病に漢方が効くのかについて見ていきましょう。

なぜ、漢方を使うと薬の量を減らせるのか

すでに述べたように、西洋医学は心身二元論です。うつ病においても、いくら身体症状を訴えたところで、心の状態との関連が考慮されることはありません。Bさんのように、訴える身体症状の数が多ければ多いほど薬が増えていきます。

そのBさんは、漢方薬に切り替えることでうつ病が改善しました。しかも、十三種類の西洋薬を、たった二種類の漢方薬に置き換えることができたのです。なぜでしょうか。

それは、東洋医学の基本的な考え方が、西洋医学の心身二元論とはまったく正反対の、心と身体は相互に関連しあう一つのものであるという心身一元論だからです。東洋医学的にいいますと、「心身一如《いちにょ》」です。

一般に、うつ病にはさまざまな身体症状が合併することが知られています。何らかの身体症状をともなわないうつ病はないといってもいいくらいです。うつ病では、睡眠障害、

頭痛、肩こり、腰痛、便秘、めまい、動悸、喉《のど》の違和感、冷え、のぼせなど、じつにさまざまな身体症状が見られます。

心身二元論の西洋医学では、これらの身体症状と精神症状とを結びつけることをしません。頭痛には鎮痛薬、便秘には下剤といった対症療法しかなされません。

いっぽう、心身一如の東洋医学では、うつ病にともなう身体症状は、病的な心との相互反応のなかで考えます。

たとえば、便秘を取り上げてみます。東洋医学的な考え方では、うつ病は、全身をめぐる生命エネルギーである気の流通が滞《とどこお》った状態としてとらえます。

気は全身をめぐるわけですから、その滞りは心だけでなく身体面にもおよぶことになります。滞った気の、心理面に出たものが抑うつであり、腸に現れたものが便秘というわけです。

つまり、抑うつ状態と便秘は、同じ病根に起因する別々の表現なのです。すると治療は、抑うつ状態、便秘といった個々の症状よりも、**滞った気を通すこと**が重要となります。どんなにたくさん症状があっても、気を通す薬が一つあればそれで事足りるのです。結果、抑うつ状態も便秘も、一つの処方で同時に改善されてくるのです。

また、うつ病によく使われる漢方の一つに柴胡加竜骨牡蠣湯《さいこかりゅうこつぼれいとう》があります。この薬は十一種類の生薬《しょうやく》で構成されています。そのうち、柴胡《さいこ》、半夏《はんげ》、大黄《だいおう》には抗うつ作用が、黄《おう》ごん、桂皮《けいひ》、竜骨《りゅうこつ》、牡蠣《ぼれい》には抗不安作用が、人参《にんじん》、大棗《たいそう》、生姜《しょうきょう》には消化機能の改善作用が、大黄《だいおう》には便通の改善作用があります。

柴胡加竜骨牡蠣湯《さいこかりゅうこつぼれいとう》という一つの漢方薬のなかに、抗うつ薬、抗不安薬、健胃消化薬、下剤の四種類の薬を併用するのと同等の意味合いがあることになります。一つの処方でいくつもの症状に対処でき、結果として薬を減らすことができているのです。

Bさんに見られたような、西洋医学的な対症療法による多量の薬の服用は、「臭いものに蓋《ふた》」といった付け焼き刃的な治療にすぎません。それは、薬を代謝する臓器である肝臓に多大な負担をかけてしまいます。副作用や飲み合わせの問題も出てきます。

単純な対症療法の重ね合わせは厳に慎むべきなのですが、心身二元論の西洋医学では、残念ながらこの問題を打破する有力な手段は見つかっていません。いっぽう、心身一如の漢方は、この問題を簡単に解決してくれるのです。

依存がない、重い副作用がない

抗うつ薬や精神安定剤によるうつ病治療を受けられるときに、患者さんがもっとも心配されるのは副作用の問題です。どのような副作用があるか、ざっとあげてみますと、口の渇き、排尿困難、便秘、吐き気、嘔吐《おうと》、眠気、ふらつき、集中力の低下などです。いずれも、服薬を中止せざるをえないほどに強く出る場合があります。

これらは薬をやめれば改善されるものですが、やめるにやめられない厄介《やっかい》な問題が「依存」です。クリニックに来られる患者さんの多くが、抗うつ薬や精神安定剤に対する依存を不安がられます。一生、飲みつづけなければならないのではないか、一日たりとも服薬を怠ってはいけないのではないか、なかには脳が萎縮《いしゅく》してしまうのではないかとか、認知症になってしまうのではないかなど、根拠のない、噂レベルの話を本気で信じておられる方もいます。

いいかげんな情報も多々ありますが、依存が恐いのは事実です。

とくに注意しなければならないのは精神安定剤（抗不安薬）です。精神安定剤の服用を急にやめようとすると、不安、不眠、筋肉痛、手足の震え、頭痛、吐き気、味覚や視覚の異常などの離脱症状が出現します。そのつらさから逃れようと、また服用を重ねてしまい、結局、薬をやめられなくなるのです。パニック障害では、発作のたびに薬を服用していくうち、いつしか薬なしでは日常生活が送れなくなることもめずらしくありません。

薬がないと日常生活を送れないというのは、健康な人間のあり方ではありません。服薬により、たとえ抑うつや不安が一時的に解消されても、なんら根本的な解決にはなっていないのです。心の底につねに恐怖感を抱えながら日々を過ごすことに、真の平穏はありません。

漢方薬には、このような危険な副作用はほとんどありません。どんなに長期間服用しても、たとえ一生涯服薬を続けたとしても、「癖になる」などということは起きないのです。

漢方薬に危険な副作用がないのは、多剤の集合体だからです。数種類の生薬《しょうやく》が協調し、バランスを保ちながら、少しずついろいろなところに効いてくれます。西洋薬のように、単剤が脳にダイレクトに作用するわけではないので、より安全に使うことができるのです。

しかし、漢方薬にも副作用がないわけではありません。桂枝《けいし》や黄連《おうれん》など、ある生薬に過敏感な方は湿疹《しっしん》や発熱などのアレルギーが出ます。当帰《とうき》や地黄《じおう》は、胃の粘膜を障害して胃痛を引き起こします。麻黄《まおう》や人参《にんじん》により血圧が高くなることもよくあります。甘草《かんぞう》を摂取しすぎると、身体がむくんでしまいます。

けれども、これらはいずれも軽微で、やめればただちに改善するものばかりです。後遺症となって残ったり、離脱するために長期間苦しまなければならないなどということはまずありません。

西洋薬の副作用を軽くできる

心身一如の漢方薬では、「心の症状と身体の症状を同時に治療することができる」と述べました。このことを利用して、抗うつ薬と漢方薬を併用し、抗うつ薬の副作用を抑えることができます。

現在、抗うつ薬の主流はＳＳＲＩとＳＮＲＩです。先に述べたように、その副作用の代表が吐き気や嘔吐などの消化器症状で、患者さんによっては、服用を続けられないほどに激しく出たりします。

この、ＳＳＲＩとＳＮＲＩの消化器症状に対して、六君子湯《りっくんしとう》や五苓散《ごれいさん》が有効です。六君子湯《りっくんしとう》、五苓散《ごれいさん》ともに、胃の蠕動《ぜんどう》機能を改善する作用があり、これらを併用することで、吐き気や胃のむかつきを抑えることができるのです。

また、動悸や頻脈など、循環器系の症状もよくある副作用です。これに対しては、加味逍遙散《かみしょうようさん》や柴胡加竜骨牡蠣湯《さいこかりゅうこつぼれいとう》が有効で、いずれも、動悸や頻脈の原因となっている自律神経の過興奮を鎮静させます。

ほかにも、性欲減退に対しては八味地黄丸《はちみじおうがん》や桂枝加竜骨牡蠣湯《けいしかりゅうこつぼれいとう》が、口の渇きや便秘に対しては麻子仁丸《ましにんがん》や調胃承気湯《ちょういじょうきとう》が、手の震え（振戦）や痙攣《けいれん》に対しては芍薬甘草湯《しゃくやくかんぞうとう》が有効です。

このようなメリットに加え、使用する漢方薬によっては、それ自体に抗うつ作用や精神安定作用があり、抗うつ薬との併用で、相互作用的に抗うつ効果を増すことができます。

たとえば、柴胡加竜骨牡蠣湯《さいこかりゅうこつぼれいとう》には、ＳＳＲＩと同じ作用機序メカニズムで脳に働きかけて抑うつ症状を改善するという効果が動物実験で確かめられています。

症状に応じたきめ細かな対処ができる

現代医療において、医師が診るのは「人」ではなく「疾患」です。これは、決していいことではないにしろ、現代医療が疾患中心に動いている以上、仕方のないことです。医師は疾患が何であるのかを見極め、治療を組み立てます。

では、疾患も同じで治療も同じなら、どんな患者さんでも同様にいい結果が出ているでしょうか。いいえ、決してそんなことはありません。同じ薬であっても、効く人もいれば効かない人もいるのが現実です。

このようなことが起きる理由は、患者さんの個別性を無視しているからです。ここでいう個別性とは、性格や体質といったことから、遺伝子に帰することのできる薬の感受性の問題まで含みます。個別性があるから、薬が効いたり効かなかったりするのです。

近年、遺伝子情報をもとに、あらかじめ患者さんと薬の感受性を調べ、相性のよい薬を個別に選んで使っていくという医療が発展してきました。これを、「オーダーメイド医療」と呼んでいます。

「オーダーメイド医療」は、循環器疾患や糖尿病、がんの治療の分野で成果が出つつありますが、精神疾患についてはまだまだです。

うつ病をはじめとした精神疾患では、遺伝子情報のほかにも、性格や養育環境など、病気に影響を与える要素が多岐にわたるので、オーダーメイドに抗うつ薬を選択するということができません。結果、うつ病と診断がつけば、その患者さんがどんな性格であろうと、どんな生活の背景や遺伝子情報を持っていようと、とにかくＳＳＲＩが処方されるということになります。その点、遺伝子情報はともかく、患者さんの個別性を重視し、その人に合った方剤（複数の生薬を組み合わせた漢方薬）を組み立てることを常とする漢方は、そもそも「オーダーメイド医療」であるといえます。これは、なにも目新しいことではなく、漢方においてはごくごく当たり前のことなのです。

漢方が「オーダーメイド医療」であるということの神髄は、人によって異なる微妙な症状の違いや、経過にともなう症状の変化にきめ細かく対応できることにあります。

たとえば、「意欲が出ない」ということ一つとっても、その意味するところは人によって違います。

ある人にとっては朝だけが億劫で、出かけてしまえば普通に仕事をこなせます。またある人にとっては、終日、どこにいても誰といても、まったく何もする気が起きません。この違いに西洋薬は対処できません。うつには変わりはないので、同じ一つの抗うつ薬ですませてしまいます。

しかし、漢方は、前者では胆《たん》に問題があると見て酸棗仁《さんそうにん》を、後者では肝《かん》の虚（五九ページ参照）であるとして黄耆《おうぎ》を処方します。

実際、漢方の診療の現場、とくに煎《せん》じ薬を用いて治療している場では、大筋の処方は変わらなくとも、来院のたびに変わる患者さんの訴えに応じて処方の一部が変化するということがよくあります。

生薬の構成比率が変わったり、一、二種類の生薬を加えたり差し引いたりするのです。「今日は胃がもたれるので生姜《しょうきょう》を増やしましょう」とか、「便秘気味なので大黄《だいおう》を加えましょう」といった会話が日常的に交わされています。

漢方治療では、とことんまで患者さんの個別性にこだわって処方を決めます。それができるのは、生薬と方剤が、それこそ無数といっていいくらいにあるからです。抗うつ薬と精神安定剤を合わせても五十種類にも満たない西洋薬では、とてもこのような対応はできません。

身体と一緒に心の体質も改善

漢方は体質改善といわれます。心身のバランスを調えるという意味で、それは正しいといえます。

では、うつ病における体質改善とは、どういうことでしょうか。それは、薬の服用をやめることができ、できるだけ再発しないようにすることです。

西洋薬による治療でも、数年にわたって抗うつ薬を内服したあとに徐々に減らし、最終的にはなしにするという手段がとられます。こうしたやり方は、漢方薬でもおおむね同じですが、両者の大きな違いは服用をやめたあとにあります。そして、そこにこそ、体質改善の体質改善たるゆえんがあります。

西洋薬による治療では、うつ病が再発してはじめて内服の再開となります。それまではほとんど放置です。いっぽう、漢方では、内服を終えたあとでも体調を細かくチェックし、心身のバランスが少しでも崩れるようなことがあれば、そのつど漢方薬を使っていきます。

そうやってしっかりと構成生薬を調整することで、そもそもバランスの崩れにくい体質をつくりあげていきます。

それは、精神状態のみならず、食欲や便通、肩こりや頭痛など、一見、心の問題とは関係ないと思われるようなところをも重要視します。「健全な精神は健全な肉体に宿る」といいますように、両者を均等に見ながら体質を改善していくのです。

予防にも使える

漢方で心身のバランスをつねにとり、大きく崩れないようにしてうつ病の再発を防ぐという考えは、体質改善であると同時に予防であるともいえます。

いままで明らかなうつ病にかかったことはないけれども、あまりに仕事が忙しくて疲れがとれないとか、悩み事が大きすぎて押し潰《つぶ》されてしまいそうだなどという状況にある方は、いち早く漢方治療を受け、心身のバランスを維持し、うつ病の発症を未然に防ぐようにするべきです。

漢方治療を受けるメリットの一つに、患者さんが自身の心身の状態に気を遣うようになるということがあります。漢方医の前では、自身の症状について、こと細かに話さなければなりません。ともに語り、診察に身を委ねることで、いままで無頓着《むとんちゃく》だった体調の変化、気づかなかった緊張感や疲労・倦怠に気づくようになります。

いわゆるセルフモニタリングです。そうしますと、無理な徹夜や暴飲暴食を慎むようになり、リラックスの重要性を知ることとなり、ほどほどにして仕事を切り上げ、悩み事を人に相談するようになります。

漢方医の役割とは、東洋医学的に診察し、方剤を決定するということにとどまりません。患者さんが治療に対してひたすら受け身でいるのではなく、より積極的に、みずからがみずからの治療に参加していくという意識を目覚めさせることでもあります。そうすれば、自然と行動が変容し、病気の予防へとつながるのです。

第2章

漢方治療の基本を学ぼう

漢方の基本的な考え方

漢方薬の最大の特徴は、症状あるいは病名と方剤（複数の生薬を組み合わせた漢方薬）とが一対一の対応をなしていないということです。では、どうやって薬が決められるのでしょうか。

漢方には「証《しょう》」という概念があります。この証に基づいて、薬が決められます。では、証とは何でしょうか。ひと言でいえば、その薬が効くための条件です。たんに症状というのではなく、もっと広い範囲のさまざまな所見を指しています。頭痛や肩こり、めまいといった自覚症状はもとより、体格、体質、性格、顔色、声質、肌質、舌、腹部などに現れる病的な変化です。

たとえば、疲れやすくなった、怒りっぽくなった、顔色が悪くなった、シミができた、食欲がなくなったなど、数えあげたらきりがありません。漢方医は、これらの所見を総合して証を組み立て、あたかもパズルを解くように、正しい漢方薬へとたどり着くのです。

ここが、西洋医学的な薬の選び方とは決定的に違う点です。西洋医学では、たとえば高血圧に対しては降圧剤、胃潰瘍《かいよう》に対してはH２ブロッカー、発熱に対しては解熱剤というふうに、病名や症状が決まれば自動的に薬も決まります。

私のもとを訪れる患者さんでも、病名または症状だけで漢方薬を購入されている方がおられますが、まったく見当違いの薬を飲んでいる場合があります。証が違えば、その漢方薬は無効であるどころか、有害でさえあります。くれぐれもそのような使い方は慎んでいただかなければなりません。そのためにも、これから述べます証をとりまく漢方の基本概念について知っておいていただきたいと思います。

五臓論

五臓論とは、精神活動を含む人間のすべての生命活動を五臓六腑《ごぞうろっぷ》に分担・集約させ、その関連性のなかで病気を理解しようというものです。うつ病をはじめとする心身疾患を理解するうえで非常に重要な概念です。

五臓論は、中国の古い自然哲学である五行思想が基になっています。五行思想とは、世の中のすべてのものが、木《もく》・火《か》・土《ど》・金《こん》・水《すい》で成り立っているとする思想です。

しかし、現代に暮らす私たちには、それにはとても違和感があります。すべてのものが五つの元素だけで成り立ってなどいないことを私たちは知っていますし、別の元素だってたくさん知っています。五行思想は、ある意味、ナンセンスな古代思想です。けれど、それでも現代において五行思想が廃《すた》れずにいるのは、五つの元素の物質性ではなく、その象徴性に意味があるからです。つまり、「すべてのものは、木・火・土・金・水それぞれの象徴的な意味合いを持っている」のです。

木は、植物を表すことから、成長し発育する生命体を表します。

火は、上に昇り、熱く燃えて焼きつくすことから、陽気なもの、上に向かうもの、明るいもの、強いエネルギーなどを表します。

土は、下に向かい、養分を蓄え、植物を下から支え養うことから、エネルギーを与える源や陰気なものを表します。

金は、金属や鉱物であり、冷たく硬いもの、あるいは無生物を表します。

水は、命の泉であり、生命の持つエネルギーそのものを表します。

そして、これら五つの元素は単独で存在するのではなく、互いが影響しあいながら存在しています。たとえば、木は土の養分によって成長し、さらに火を燃やすときの原料とな

五臓の相生と相克

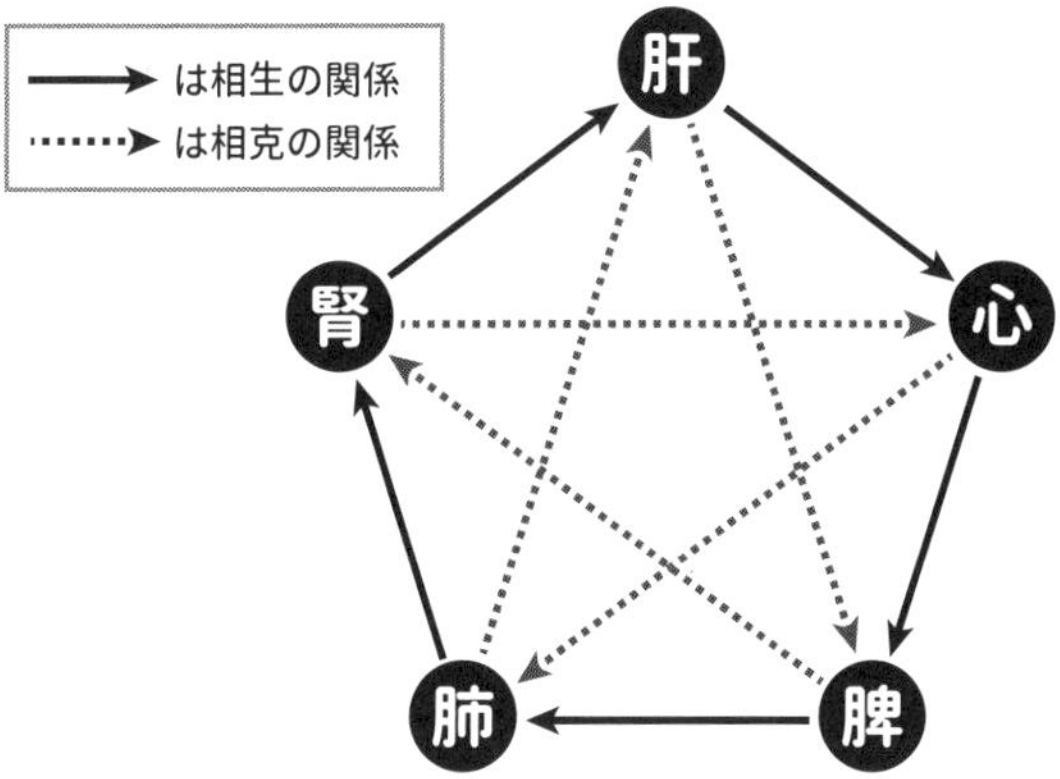

り、火は金属を溶かし、冷えた金属の表面には水滴が生じるという具合です。

ちょっと、ぴんとこないかもしれません。しかし、その象徴性は、案外、私たち日本人の生活に深く根を下ろしています。たとえば、七曜日です。五つの元素に天体である日と月を加えれば、月曜日から日曜日までができあがります。

また、太陽をめぐる惑星にも五元素が当てられています。木星、火星、土星、金星、水星です。昔は肉眼で確認できる惑星が五つだったので、これをあてたのでしょう。さらに、寺院に建つ五重の塔の「五重」も、五元素を表しています。

正月に雑煮を食べるのは、餅を無生物の象徴である金に見立て、元日にそれを噛《か》み砕くことで一年の生命エネルギー、つまり水の旺盛を願うということです。

五臓論は、その五行思想から発展しました。五臓とは、肝・心・脾・肺・腎です。

肝は、血液を貯蔵し供給するとともに、筋肉の緊張の調節、情緒や自律神経の調節作用を含みます。

心は、血液の循環を司《つかさど》るとともに、意識や精神といった高次の脳機能も支配しています。

脾は、食べ物の消化と吸収から気をつくりだしています。

肺は、呼吸を通じて気を産生し、全身にめぐらせます。

腎は、成長と発育の原動力となる腎気を貯蔵するとともに、水の代謝、生殖能力などを支配しています。

五臓は互いに密接に関連しあっています。うつ病を理解するうえで、この相関図は重要ですので、ぜひ覚えておかれるとよいでしょう。前ページの図のなかで、「相生《そうせい》」とは助けになる関係、「相克《そうこく》」とは滅ぼす関係です。たとえば、腎は肝を養う相生の関係、肝の失調は脾に障る相克の関係です。

虚実

虚実もまた、漢方治療において非常に重要な概念です。

しかし、ひと口に虚実といっても、中国の漢方（中医学）と日本の漢方とではその意味するところが微妙に異なります。中医学では、虚とは、生命を維持するエネルギーであり、病気に打ち克《か》つ抵抗力であるところの正気《せいき》の不足した状態で、実とは、病邪の勢い（邪気）の盛んな状態をいいます。

いっぽう、日本の漢方では、体力や気力、病気に対する抵抗力の弱い状態が虚で、強い状態が実であるととらえます。中医学では、生体側の抵抗力と病邪の病勢が関係づけられているのに対して、日本の漢方では、あくまで生体側の抵抗力の強弱だけを見ています。

もともとの考え方は中国から発していますので、中医学の考え方がオリジナルといえますが、長い時を経て漢方が日本へと伝播《でんぱ》し、日本において独自に発展していくうちにしだいに変化していったと考えられています。どちらが正しいとか間違っているとかということではありません。

寒熱

寒熱は、病邪の性質を表す場合と、生体の防御機能の多寡《たか》を示す場合があります。たとえていうと、寒の病邪（寒邪）は冬の寒さや冷たい風であったり、熱の病邪（熱邪）は夏の炎天下であったりということです。

そういう病邪にさらされ、生体の機能の衰退により誘発された冷えや顔面蒼白《そうはく》が「寒証」で、機能の高まりすぎにより誘発された顔面の紅潮、熱感、目の充血などが「熱証」です。一見、熱証のようでも身体の奥は冷えている真寒仮熱《しんかんかねつ》や、身体の奥に熱がこもっているために体表は冷えている外寒内熱《がいかんないねつ》など、病態は複雑です。もちろん、病態に応じて、使われる漢方薬は違ってきます。

表裏

東洋医学では、病邪は進行とともに体表から身体の奥深くへ入っていくものと考えます。表裏とは、病邪が身体のどの部位にあるのかを示したものです。表は体表を、裏は五臓六腑を指します。

病初期、つまり太陽病期には、病邪は表にありますが、少陽病期に移行すると、表と裏の中間くらい（半表半裏）にきます。さらに病期が進行し、陽明病期に入ると、病邪は胸から胃に入ります。さらに進行すると、五臓六腑を侵していくことになります。

病邪がいまだ初期の表にあるときの身体の状態を「表証」といい、発熱、悪寒、それにともなう急性の頭痛、四肢の関節痛などの症状が現れます。

いっぽう、病邪が裏にいたったときの状態を「裏証」といい、侵される臓腑に特有の症状が出ます。肝であれば、持続性の頑固な頭痛、眼の疲労、月経不順など、心であれば、動悸、不眠、驚きやすいなど、脾であれば、下痢、食欲不振など、肺であれば咳、鼻水など、腎であれば、性欲減退、尿が出ないなどです。

気・血・水

東洋医学では、人は気《き》と血《けつ》と水《すい》のバランスの上に成り立っていると考えます。健康とは、これらが滞りなく循環し、それぞれがバランスよく身体の隅々にまで過不足なくめぐっている状態です。

いっぽう、病気とは、気・血・水の流れが滞ったり、身体の一カ所に集中したり、足りなかったり、流れが多すぎたり、少なすぎたりして、三者のバランスが崩れた状態です。気は、人間を生かしているエネルギーです。目には見えません。経絡《けいらく》に沿って身体の中をめぐっていき、身体の各所に活力を与えます。

気の病的な状態は、流れの滞りや不足、逆流です。たとえば、気が下半身から上半身に過剰に突き上げてくると、更年期の女性に見られるような「のぼせ」になります。また、下半身で不足すれば「冷え」となって現れます。現代医学に「気」に相当する概念はありませんが、うつ病は、この気が足りなかったり滞ったりしている状態と考えられます。

血は、気の力によって全身をめぐっている赤い液体です。栄養を司り、外的または内的な病因から身体を守る働きをしています。赤い液体といっても、現代医学でいう血液とイコールではありません。血液も含みますが、自律神経や内分泌ホルモン系も含む広い概念です。

血の病的な状態は二つです。全身または局所において不足した状態が血虚《けつきょ》（貧血と同じ）で、スムーズに流れずに滞った状態が「瘀血《おけつ》」です。瘀血《おけつ》が頭部の筋肉に起これば筋緊張性頭痛に、肩から背中に起これば肩こりに、腰の筋肉に起これば腰痛に、目の下の皮膚に起こればクマに、女性の骨盤内に起これば月経不順や痔になります。

水は、血と同様に、気の力によって身体をめぐっています。赤くない液体の総称です。現代医学的には、リンパ液、細胞外液、尿、浸出液などが相当するといわれています。

水のめぐりの滞った病的な状態を「水滞《すいたい》」といいます。水滞によって起こる症状を「水《すい》毒《どく》」といい、代表的な症状に、吐き気、めまい、耳鳴り、立ちくらみ、むくみなどがあります。

漢方の診察法

西洋医学も東洋医学も、診察の第一歩は問診です。西洋医学の場合、まず問診を行い、身体のどの場所に問題があるかを推測し、ある程度、臓器が特定できたら、そこを徹底的に細かく検査していきます。人間の目から検査機器の目へと、視点はどんどん細かくなっていくのです。問診は、西洋医学のなかではいわばプロローグにすぎません。

東洋医学でも、第一歩は問診です。でも、それはプロローグではなく、正確な証を打ち立てるためのいわばキモです。キモは問診だけではありません。東洋医学には検査機器などありませんから、あくまで五感を駆使して証の把握《はあく》にあたるのです。

問診以外の診察法は、望診、聞診、切診で、これら四つの診察法を合わせて「四診《ししん》」といいます。肌の色つや、顔の表情、病変部位の形などを見るのが望診、声音《こわね》や病変部の音を聞き、匂いを嗅ぐのが聞診、脈をとったり、お腹を圧《お》したりして身体に触れるのが切診です。このうち、望診に含まれる舌診、切診に含まれる脈診と腹診がとくに重要で、証を立てる情報をたくさん与えてくれます。

舌診は舌の状態を診ることで、いままで説明してきました虚実、寒熱、六病位、血虚、瘀血《おけつ》、水滞、五臓六腑のどこが障害されているかなどを知ることができます。たとえば、五臓の脾が障害されると舌に白い苔《こけ》のようなもの（白苔《はくたい》）がついたり、水毒になると舌がむくんで歯の跡がついたりします。また、陽明病期には乾燥した黄色い苔がついたり、陰病期にはやせて青白い舌になったりします。

脈診は、日本漢方よりも中医学でより高度に体系化されています。人差し指、中指、薬指の先を用いて左右同時に脈をとり、人差し指で触れる脈を寸脈、中指で触れる脈を関脈、薬指で触れる脈を尺脈といい、それぞれ心・肺、肝・脾、腎の状態がわかります。脈の性状でも、太陽病期では浮いた感じに、少陽痛期ではピンと弦を張ったように、陽明病期ではやや沈んだ感じになります。

腹診は、とくに日本漢方において重要視されてきました。お腹に現れるさまざまな特徴は、直接、処方名に結びつく情報を与えてくれます。たとえば、臍《へそ》の下が軟弱無力（小腹不仁）で胃腸障害のない老人であれば八味地黄丸《はちみじおうがん》の適応であるし、左の下腹部に圧痛や抵抗が触れる（少腹急結）便秘がちの人は桃核承気湯《とうかくじょうきとう》です。みぞおちに圧痛や抵抗のある人は人参《にんじん》や枳実《きじつ》を含んだ処方の適用となります。

煎じ薬とエキス製剤

かつて漢方薬は、生薬を毎日、小一時間ほどトロ火で煎じてつくるものでした。しかし、現在はエキス製剤が開発され、服用がずいぶんと手軽にできるようになりました。エキス製剤とは、ひと言でいえばインスタント漢方です。製薬会社の工場で大量の生薬を煎じ、インスタントコーヒーをつくるのと同じフリーズドライ製法で粉末や顆粒《かりゅう》にします。

エキス製剤の利点は、飲みやすい、持ち運びが便利、煎じる手間がいらない、などです。いっぽう、欠点としては、効果が弱い、生薬の微調整がきかない、すべての漢方薬を網羅しているわけではないなどがあります。なかでも、効果が弱いというのは大きな問題で、たとえ証が合っていたとしても、十分な治療効果が得られなければ意味がありません。

その点、煎じ薬はよく効きます。エキス製剤の三倍効くといわれています。なおかつ、証の変化に合わせて細かな生薬の調整ができます。この煎じ薬による治療こそが漢方の神髄であり、できるだけ多くの方に煎じ薬での漢方治療を受けていただきたいと私は思っています。煎じるのが面倒であるとか、匂いが部屋に広がるなどの欠点はありますが、それを補ってあまりある効果が期待できるのです。

飲み方

漢方薬はよく食前服用といわれます。その根拠は、できるだけすきっ腹の胃に漢方薬だけを満たして吸収を高めようということです。ですから、食前といっても食べる直前は好ましくなく、できれば食事の二時間ほど前に服用していただきたいものです。食前というより食間といったほうが適切かもしれません。

では、絶対に食前でなければならないかというと、そうでもありません。たいていの薬は食後に服用するようにできています。ですから、食前ということにこだわりすぎると飲み忘れてしまいます。

食後服用の理由は、食べ物と一緒に消化されることで吸収を高めるということです。ただ、漢方は生薬の微妙な構成で成り立っているので、食後に服用すると食べ物の消化によって効果が打ち消されるといわれてきました。

しかし、最近の研究で、じつはそうでもないことがわかってきました。食前、食後はあまり気にせず、それよりも毎日きちんと服用することが重要です。

瞑眩と副作用

初めて漢方を服用される患者さんに多いのですが、「三日ほど飲んだのですが下痢をして」とか「かえって症状がひどくなって」といった理由で服用をやめてしまわれることがあります。

そうした身体の変化を副作用と思われるからですが、漢方の場合、それが副作用でないことがあります。いわば、「はじめの揺り動かし」です。服用初期に、一時的に症状が悪化したり別の症状が加わったりするのです。それは決して長く続くことではなく、一～二週間で落ち着いてきます。

さらに、そのような一時的な悪化のあとにはっきりとした効果が現れることがよくあります。これを瞑眩《めんげん》といいます。瞑眩は、これから効果が現れるいい兆候であり、服用をやめてしまうのは大変もったいないことです。

先にも触れましたが、漢方にも副作用があります。いちばん多いのはアレルギー反応で、桂枝《けいし》や当帰《とうき》、柴胡《さいこ》などで起こります。多くは軽症で、服用を中止するとすみやかに改善しますが、小柴胡湯《しょうさいことう》の服用によって起きる間質性肺炎のように重篤なものもあるため、注意を要します。そのほか、甘草《かんぞう》による高血圧、浮腫《ふしゅ》、めまい、人参《にんじん》による鼻出血、のぼせ、頭痛、地黄《じおう》による胃腸障害、麻黄《まおう》による動悸、不眠、興奮、排尿障害などがあります。

副作用と瞑眩は、一見、区別のつかないことがありますので、気になる症状が出たら必ず医師に相談するようにしてください。

第3章

いろいろなうつ病の漢方治療

ストレスを受けとめる「肝」

仕事が忙しすぎる、人間関係に疲れた、大切なペットが死んでしまったなど、人はストレスにさらされると嫌な気分になります。具体的には、「つらいなあ」「くやしいよ」「悲しいなあ」といった言葉を心のなかでつぶやきながら不快な感情を味わいます。

東洋医学的には、この不快な感情に反応するのは五臓のなかの肝です。これが健康な状態であれば、「なにくそ」と自身に言い聞かせて気持ちを強く持ったり、問題を冷静に分析して対処法を考えたり、ちょっと散歩をしてくるなど気分転換をはかったりしてストレスに打ち克とうとします。

しかし、ストレス状態が予想以上に長引くとか、個人の処理能力を超えてしまうと、肝の機能に破綻《はたん》が生じます。

肝の機能は、血液を貯蔵し供給するとともに、筋肉の緊張の調節、気の流れの円滑化ですので、破綻すると、それぞれに応じた症状が出現します。具体的には、憂鬱感、くよくよする、イライラする、集中力が出ないなどの精神症状、そして、頭痛、動悸、便秘、下痢などの身体面の症状です。

この、肝の機能全体がストレスによりうまくいかなくなった状態を、東洋医学では「**肝気鬱結**《うっけつ》」といいます。この肝気鬱結が、うつ病を東洋医学的に見たときにポイントとなる重要な概念です。

では、肝気鬱結とはどのようなものなのでしょうか。具体的に見ていきましょう。

事　例

上司のパワハラがきっかけでうつ病になったCさん（三十六歳・男性）

Cさんは、大手機械メーカーに勤務する技術者です。Cさんが持っている技術は高く、会社からの評価も上々です。若くしてプロジェクトリーダーを任されています。

このCさん、人事異動にともない部署が変わりました。ところが、そこの上司と意見が合いません。仕事熱心なCさんは、ことあるごとに自分の意見を率直に上司に伝えました。

はじめのころは冷静に聞いていた上司でしたが、主張を曲げないCさんの態度にしだいに感情的になっていきました。

やがて、頭ごなしにCさんの意見を否定するようになり、ほかの社員にもCさんの悪口をいうようになりました。Cさんが小さなミスをすると、ほかの同僚の前であからさまに罵倒《ばとう》し、人格を傷つけます。しだいに、Cさんは会社に行く気がしなくなりました。落ち込み、集中力がなくなり、イライラし、物覚えが悪くなりました。胸が張って息苦しく、喉がつかえる感じがします。食欲もなく、吐き気も加わり、頭痛や肩こりに毎日悩まされるようになりました。こんな状態をいつまでも放ってはおけません。

しかし、医療機関にかかろうとしても、Cさんは、抗うつ薬や精神安定剤などの西洋薬に、どうしても抵抗がありました。メンタルクリニックへ足を運ぶ気が起きません。

そこで、近所の薬局に行き、店員に相談しました。店員は、「うつ病のようですから、半夏厚朴湯《はんげこうぼくとう》がいいですよ」とアドバイスをしてくれました。Cさんはそれに従い、購入しました。

しかし、多少息苦しさはとれたものの、目立った効果はありません。たまりかねたCさんは、インターネットでいろいろと検索し、私のクリニックを見つけて訪れたのです。

Cさんは、じつにさまざまな症状を呈していました。Cさんには、いったい何が起きていたのでしょうか。Cさんは、上司からのパワーハラスメントを受けていました。それがストレス源（ストレッサー）となり、その反応として不快な感情（ストレス）を起こしています。このストレスを、漢方では「**内傷七情**」といいます。

七情とは、怒、喜、思、憂、恐、悲、驚という、人間が有する七つの感情のことです。怒は過度の怒り、喜は過度の喜び、思はあれこれ考えすぎること、憂はいつまでもくよくよと心配ばかりしていること、恐は慢性的な不安感、悲は悲しみ、驚は突発的な驚きです。

私たちの日常生活には、いいこともあれば悪いこともあります。いわば内傷七情の連続であるということができます。とはいえ、この内傷七情の度が過ぎると、それに対応する臓器である肝が傷つき、肝気鬱結となります。ストレスの対応能力を超えた状態です。

肝気鬱結では、肝の機能の失調に基づくさまざまな症状が現れます。その一つひとつを、Cさんの例で見ていきましょう。

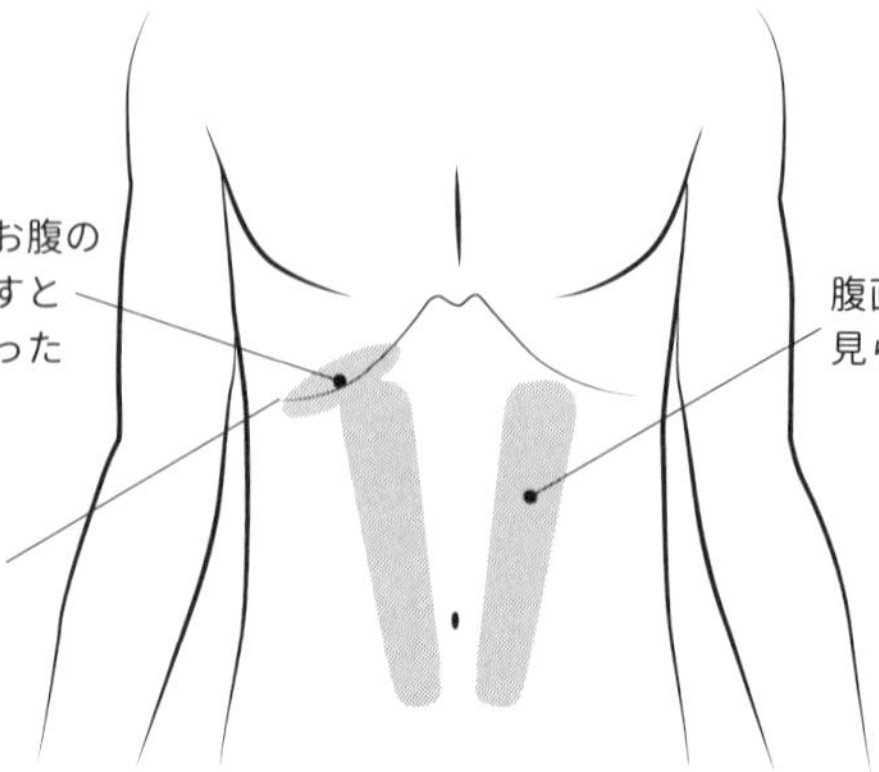
右の胸とお腹の
境目を圧すと
痛みがあった
腹直筋の緊張が
見られた
肋骨下線

Cさんのお腹の所見

気は滞る

まず、「胸が張って息苦しい」「喉がつかえる」という身体症状についてです。

すべての臓腑には、生体エネルギーとしての気が流れています。肝も例外ではありません。肝気鬱結では、肝の機能の失調が起きると説明しました。どのように失調するかといいますと、流れの停滞というかたちでまず起こります。これを「**気滞**」といいます。

どのように停滞するかといいますと、通常、気は上に向かう性質を持っていますので、上った気が下りてこないというかたちで出てきます。つまり、上から下への流れが滞ります。

その結果、頭部から上半身（とくに、胸から上）にかけて苦しくなったり、息苦しかったり、胸や脇が痛かったり、喉が詰まった感じがしたりすることになります。

いっぽう、下半身では気が足りなくなっていますので、排尿困難、頻尿、残尿感、腹痛、排便困難など、下半身の機能失調が出現します。Cさんについていえば、「胸が張って息苦しい」「喉がつかえる」という症状は、肝気鬱結にともなう気滞の症状だったのです。

うつと消化機能の意外な関係

次に、「食欲がない」「吐き気がする」です。

肝の機能が失調し気滞が生じますと、それがほかの臓腑にも波及します。心、脾、肺、腎のいずれの臓腑にも影響が出ますが、なかでも脾が重要です。

脾の機能は消化吸収全般ですので、障害としてさまざまな胃腸症状が出現します。嫌なことがあると胃が痛くなる、学校や仕事に出かけようとする朝に下痢や腹痛が起きるといったことは、みなさんも経験されたことがあるのではないでしょうか。

肝の機能の失調が脾に影響することを「肝気横逆《おうぎゃく》」といいます。「横逆」は古い言葉で、吉田松陰の『講孟箚記《こうもうさっき》』などに散見されます。いまはほとんど使われなくなってしまいましたが、意味は「わがままで横暴である」ということです。ですから、肝気横逆とは、肝で起きた横暴が、脾を巻き込んでその機能を失調させるという意味になります。

肝気横逆の症状は、腹痛、吐き気、嘔吐、げっぷ、食欲不振、お腹が鳴る、下痢などです。Ｃさんの「食欲がない」「吐き気がする」も、肝気横逆により起きていたのです。うつと消化機能は一見関係がないようでも、じつは非常に密接に結びついているのです。

血が滞ると毒になる

では、Ｃさんの「頭痛」と「肩こり」はどうでしょうか。

東洋医学的にいう肝の機能に、血の貯蔵と、筋肉の緊張の調節を行うというのがあります。健康な状態では、肝に貯蔵された血が全身の隅々にまで運ばれ、組織に栄養を与え、心を経由し、再び肝にもどってきます。このへんのメカニズムは、西洋医学の血液循環の考えとさほど違いがありません。

これが病的な状態になると、肝からの血のめぐりが悪くなり、組織に栄養を運べず、局所に血が澱《よど》んでしまいます。この澱んだ血、すなわち瘀血《おけつ》は毒となり、痛みや黒ずみ、シミなどを引き起こします。

また、肝は筋肉に血液を送るとともに、その緊張度をもコントロールしています。私たちは、不快な気分を味わわされたり、大勢の人の前でしゃべらなければならないような状況にさらされたりすると、緊張して身体を固くします。これは精神的な緊張が肝に作用し、全身の筋肉を収縮させているからです。

そうした緊張が一時的であれば、筋肉はすぐに弛緩し、全身はリラックスするのですが、Cさんのように日々続いてしまうと容易にはほぐれません。仕事が終わったあともなかなか緊張から解放されず、その結果、筋肉はいつまでも収縮しっぱなしになります。そうしますと、頭や肩の筋肉への血の供給はさらに悪化し、瘀血《おけつ》となって痛みを強くするのです。

では、治療はどうすればいいのでしょう。

肝気鬱結の治療は疏肝解鬱

肝気鬱結では気の流れが滞っているので、治療はこれを通さなければなりません。このことを「疏肝解鬱《そかんかいうつ》」といいます。「疏」の字には、「滞っているものを通す」という意味があります。したがって、「疏肝」とは、「肝の気血の流れを通す」ということです。また、「鬱」は「滞り」という意味で、「解鬱」は「滞りを取り除く」です。ですから、「疏肝解鬱」は、「肝の気血の滞りを解消して流れをつける」という意味になります。

疏肝解鬱の効能を持った生薬には、柴胡《さいこ》、延胡索《えんごさく》、香附子《こうぶし》、川芎《せんきゅう》、木香《もっこう》、烏薬《うやく》、薄荷《はっか》、厚朴《こうぼく》、蘇葉《そよう》などがあります。疏肝解鬱では、とくに気の流れを通すことが重要で、柴胡《さいこ》はその作用が強いといわれています。方剤（複数の生薬を組み合わせた漢方薬）では、芍薬甘草湯《しゃくやくかんぞうとう》、四逆散《しぎゃくさん》、小柴胡湯《しょうさいことう》、大柴胡湯《だいさいことう》、加味逍遙散《かみしょうようさん》、加味帰脾湯《かみきひとう》、帰脾湯《きひとう》などがあります。

Cさんには、芍薬甘草湯《しゃくやくかんぞうとう》エキスと四逆散《しぎゃくさん》エキスを服用していただきました。その結果、あれだけ頑固だった抑うつやお腹の症状、肩のこりや頭痛が、三カ月ほどで改善していきました。Cさんに処方しました芍薬甘草湯《しゃくやくかんぞうとう》という薬は、芍薬《しゃくやく》と甘草《かんぞう》というたった二つの生薬により成り立っている漢方薬です。

美人を形容する言葉に、「立てば芍薬、座れば牡丹、歩く姿は百合の花」とありますように、芍薬は花の美しさで知られています。しかし、生薬としての芍薬《しゃくやく》は、花ではなく根を使います。抗痙攣、消炎、鎮痛などの効能が認められています。

甘草《かんぞう》は、名前のとおり、砂糖のような甘味があり、昔は甘味料として使用されていました。生薬としては、やはり根を用い、消炎、鎮痛、抗痙攣、解毒などの効果があります。多くの方剤に使われ、構成生薬の調和を図るといわれています。

この芍薬甘草湯《しゃくやくかんぞうとう》は、一般的には筋肉の痙攣を緩和させる薬として知られ、こむら返りによく使用されます。また、疏肝解鬱の基本薬として、肝に働くいろいろな漢方薬に配合されています。Cさんの「腹直筋の緊張」は芍薬甘草湯《しゃくやくかんぞうとう》を使う目標となります。

四逆散《しぎゃくさん》は、芍薬《しゃくやく》と甘草《かんぞう》に加え、強力な疏肝解鬱の生薬である柴胡《さいこ》と、これまた強力な気滞の改善薬である枳実《きじつ》という四つの生薬から成り立っています。消化管の緊張を緩和しますので、下痢や便秘、吐き気などにも効果があります。これは、疏肝解鬱薬のもっとも基本的な薬といわれています。

虚実中間証で、「腹直筋の緊張」と「胸とお腹の境目を圧すと痛い（胸脇苦満）」という症状の組み合わせは、四逆散《しぎゃくさん》を使う目標となります。

これら四逆散《しぎゃくさん》の四味をあらためて眺めてみますと、芍薬《しゃくやく》と甘草《かんぞう》が含まれています。つまり、芍薬甘草湯《しゃくやくかんぞうとう》がすでに含まれているのです。そうであるなら、わざわざ芍薬甘草湯《しゃくやくかんぞうとう》を処方する意味はないのではないかと思われるかもしれませんが、煎じ薬に比べて効果の弱いエキス製剤では、複数のエキス製剤を同時に服用することで特定の生薬の効果を高めるということをします。決して、二度手間になっているわけではありません。

さて、以上の二種類の漢方薬の服用により、気滞が改善され、肝の気の流れがよくなり、筋肉の緊張緩和がなされ、肝血の補充がなされ、血液のめぐりがよくなり、気滞と瘀血《おけつ》が改善し、その結果、「落ち込む」「集中力がない」「イライラする」「胸が張って息苦しい」「喉がつかえる」「頭痛と肩こり」「食欲がない」「吐き気がする」などの症状が消失していきます。

もし、Cさんが西洋薬だけで治療していたら、抗うつ薬、精神安定剤、鎮痛剤、胃薬、鎮吐剤など、多くの薬が必要になっていたことでしょう。

「漢方は効かない」の真実

ところで、Cさんは、薬局の店員から半夏厚朴湯《はんげこうぼくとう》を勧められて服用しました。しかし、目立った効果はありませんでした。

Cさんにかぎらず、私のクリニックを訪れる患者さんのなかにも、すでに前の病院で漢方薬を処方されている方が少なくありません。それなのに、なかなか思うような効果がなく、つまるところ、「漢方は効かないんじゃないか」とか「漢方って胡散臭《うさんくさ》いなあ」という疑念を持たれてしまうことがよくあります。

医師のなかでも、西洋薬ではうつ病がなかなか改善しないので、少しばかり漢方を勉強して漢方薬を処方してはみたものの、いっこうに改善せず、「なんだ、漢方なんて効かないじゃないか」と決めつけ、それきり漢方薬を使うのをやめてしまう人もいます。

では、ほんとうに漢方薬は効かないのでしょうか。いいえ、そんなことはありません。なぜ、効かないということが起こるのか、Cさんの例で見てみましょう。

Cさんが服用された半夏厚朴湯《はんげこうぼくとう》は、気滞（七四ページ参照）の治療薬です。気の流れが滞っているのですから、治療としてはこれを通してあげればよいことになります。これを「理気」といいます。「理」は「みち」とも読み、理気とは「気の道筋をつける」ということです。半夏厚朴湯《はんげこうぼくとう》は理気の薬の代表です。

理気の作用を持った生薬には、枳実《きじつ》、陳皮《ちんぴ》、縮砂《しゅくしゃ》、生姜《しょうきょう》、檳榔子《びんろうじ》などがあり、とくに枳実《きじつ》は強力な理気薬といわれています。理気の作用を持った方剤としては、香蘇散《こうそさん》、女神散《にょしんさん》、九味檳榔湯《くみびんろうとう》などがあります。

Cさんにも気滞はあるのだから、理気の薬である半夏厚朴湯《はんげこうぼくとう》を使って何が悪いんだという声が聞こえてきそうです。たしかに、気滞という点についてだけいえば、半夏厚朴湯《はんげこうぼくとう》は間違っていません。事実、Cさんも、「多少、息苦しさはとれ」ています。

しかし、Cさんの本質的な問題は肝気鬱結、つまり肝の機能の失調です。ですから、芍《しゃく》薬甘草湯《やくかんぞうとう》や四逆散《しぎゃくさん》のような、ただ気を流すだけでなく肝自体の機能の回復を意識した処方でなければならないのです。

肝の機能不全をそのままにして気だけを流すのは、車にたとえていえば、エンジンが故障してよく動かないのに、アクセルばかり吹かしてガソリンをいたずらに消費するようなものです。そんなことをすると、車はいずれ動かなくなってしまいます。

うつ病の治療も同じことです。肝気鬱結の気滞を治療するには、気を流すことに加えて、肝の機能回復を考慮した薬を使わなければなりません。

じつは、他院から来られたうつ病の患者さんで漢方薬を飲まれている場合、もっとも多く処方されているのがこの半夏厚朴湯《はんげこうぼくとう》なのです。しかし、残念ながら証の合っていないことがほとんどで、結局のところ効いていません。

漢方エキス製剤の普及は、処方する医師の側に手軽さと同時に、気軽さをもたらしました。副作用が少ないということもそれに拍車をかけています。しかし、漢方は証を丹念に吟味して処方しないと、効かないばかりか重大な副作用をもたらします。

近年、小柴胡湯《しょうさいことう》による間質性肺炎が問題になりましたが、これなどは医師が証をきちんととっていた一昔前には起きなかったことであり、証をろくに診ないで漢方薬を処方する手軽さと気軽さがもたらした弊害なのです。

事例

生理が近づくとひどく落ち込んでしまうＤさん（三十二歳・女性）

Ｄさんは専業主婦です。三年前に結婚されるまでは商社に勤務していました。若いころから生理痛がひどく、産婦人科にも長年お世話になっています。一時期はホルモン治療も受けていました。学生時代には、授業を休まなければならないこともたびたびあったといいます。性格的には、やや神経質ですが人づきあいもよく、仕事もよくこなしていました。

Ｄさんは周囲に祝福され、結婚とともに退職しました。退職したのは、ご主人の「家にいてほしい」という意向があったからです。ただ、Ｄさんは仕事を続けたかったので、心境は複雑でした。

でも、早く子どもがほしかったＤさんはそれを受け入れ、結婚後は一生懸命家事をこなし、よき妻になろうと努力しました。そして、一刻も早く子どもを産んで、よき母親になりたいと思いました。

ところが、なかなか子どもを授かりません。病院で検査も受けましたが、Dさんにもご主人にも不妊になるような原因は見あたりません。

そんなある日、Dさんは急に気分が落ち込んで、家事ができなくなってしまいました。朝がだるく、なかなか布団から出られません。なんとか這い出すように起きても、ご主人のために朝食をつくるのが精いっぱいで、送り出したあとはソファに横になったままです。眠たくてしかたがありません。

考えることといえば、「仕事を辞めなければよかった」「子どもができない自分に価値なんてない」「いっそのこと死んでしまいたい」「結婚なんてしなければよかった」など、ネガティブなことばかりです。歩けばふらふらするし、手や足はむくんでいます。

そんな状態が四、五日続き、さすがにご主人も心配して病院に行くことを勧めました。ところが、病院に行こうかという前日に生理が始まると、嘘のように気分がよくなりました。家事もできるようになり、「どうしてあんなことを考えていたんだろう」と、我ながら不思議に思うばかりです。

気分の落ち込みは一時的なことだろうと、その後はさして気にもとめずに毎日を過ごしていました。ところが、一カ月後に再び、生理の前に同じことが起こりました。そして、生理が始まれば、また改善します。そんなことの繰り返しで、Ｄさんは、かかりつけの産婦人科の先生に相談しました。診断は、月経前緊張症でした。治療として抗うつ薬を勧められましたが、子どもがほしかったＤさんはそれを拒否し、漢方治療を求めて当院へ来られました。

生理にともなう不調というのは、気分の変調にかぎらず、痛みや不順、はては更年期障害など、ごく一般的に見受けられます。程度も人によってさまざまで、放置していてもなんら支障のないものから、Ｄさんのように薬による治療を受けないと日常生活が送れないものまで多岐にわたります。

では、どうして生理のときに、そのようなことが起きるのでしょうか。Ｄさんに起きていることは何でしょうか。

月経前緊張症というつ

Dさんは、西洋医学的には、産婦人科の先生から診断されたように、月経前緊張症です。月経前緊張症とは、生理前の時期にプロゲステロンという女性ホルモンの一つが活発に活動することにより起きる心と身体の変化のことです。生理が始まると、すみやかに改善するという特徴を持っています。月経周期で見ますと、排卵期に症状が始まり、月経二日目までにほとんど消失しています。

月経そのものは生理的な現象であり、病気ではありません。なので、月経前緊張症も一概に病気ととらえることには異論もありますが、日常生活に支障の出てくるほどの症状であれば、やはり病気として治療すべきです。

その症状は、じつに多彩です。細かいものも含めれば二〇〇以上あるといわれています。症状の出方も人によってさまざまです。Dさんの場合は、とくに抑うつ症状が強いパターンであるといえます。

抑うつ型の月経前緊張症では、プロゲステロンが大脳に作用して、脳内のセロトニン濃度が低くなっているといわれています。ここにもモノアミン仮説が登場します。現代の西

月経前緊張症のおもな症状

心理的症状	身体的症状
イライラ 落ち込み 急に泣ける 集中力がない 眠れない 億劫 不安 緊張する 無価値感　など	頭痛・肩こり 吐き気 息苦しい 腹痛 発汗 のぼせ 耳鳴り 動悸 むくみ 手足のしびれ 過食 体重増加　など

洋医学では、うつのあるところ、おしなべてモノアミン仮説ありです。

抑うつ型の月経前緊張症もモノアミン仮説で説明されますが、背景に女性ホルモンの作用がありますので、通常のうつ病とは若干特徴が異なります。たとえば、抑うつ型の月経前緊張症では、プロゲステロンの作用によりむくみが強く出て、不眠よりも過眠傾向となり、食欲も増えて体重は増加に傾きます。

この月経前緊張症の治療は、とくに抑うつの強いパターンの場合、うつ病と同様にモノアミン仮説に基づいて抗うつ薬が処方されます。これに、ビタミンBやEの補充、あるいは、経口避妊薬（ピル）を用いて生理をとめるといった方法が併用されます。

しかし、こうした薬には副作用がつきもので、たとえば経口避妊薬には、体重増加、むくみ、頭痛、不安、焦燥《しょうそう》、性欲減退、吐き気、発がんの可能性などの副作用があります。抗うつ薬については、すでにお話ししたとおりです。となると、やはり漢方薬で治療を、ということになります。実際、生理にともなう心身の異常を訴えて来院される方は着実に増えています。

では、月経前緊張症を東洋医学的に見ると、どうなるのでしょうか。

東洋医学から見た生理

『黄帝内経《こうていだいけい》』という中国の古い医学書に、女性の成長にともなう生理的変化を年齢に関連づけた記述があります。

それによると、女性は七歳で腎の気が盛んになり、歯が生えかわり、髪の毛が長く伸び、十四歳で月経が始まり、妊娠できるようになり、二十一歳で腎の気が安定し、二十八歳で筋骨が丈夫になり充実し、三十五歳で顔色が悪くなり、髪の毛が抜けはじめ、四十二歳で白髪が生えはじめ、四十九歳で閉経し、老いが始まるといわれます。

七の倍数で変化していくのがおもしろいところですが、月経との関連でいうと、腎が大切であると説いています。

七歳で腎の気が盛んになり、十四歳ごろになると、その気が生殖を維持する物質を生成して子宮にいたる脈を開きます。そして、腎の気が血の貯蔵庫である肝に作用し、子宮にいたる脈に血を供給し、月経が始まります。

血の生成には脾が大きな役割を果たします。月ごとの月経も、基本的にはこれと同じメカニズムです。つまり、月経が滞りなく起きるためには、腎、肝、脾の各臓が相互に円滑に機能することが必要なのです。

瘀血と水毒がもたらす女性特有のうつ状態

悩み事が続いて生理が遅れたとか、ダイエットのしすぎで生理がとまったという経験をされた方は多いのではないでしょうか。では、どうしてそんなことが起こるのでしょう。

悩み事やダイエットはストレスです。だとすると、すでにお話ししましたように、それが肝に作用して肝気鬱結となります。

肝では、脾で生成された血が貯蔵されています。ですから、肝気鬱結では血の疏泄《そせつ》に異常が生じます。つまり、全身の血の流れが悪くなるのです。その一つの表れとして、子宮への血の供給にも狂いが生じ、月経不順が起きるのです。

いまの例では、精神的なストレスが原因で、生理の乱れが結果です。でも、抑うつ型の月経前緊張症では、これが逆になります。つまり、生理の乱れが原因で、その結果として気持ちが沈んでしまうのです。格別に生理が乱れていなくても、生理そのものが血の疏泄の大きな変化であることを考えれば、正常な生理であっても気持ちが沈む原因になるといえます。

月経前緊張症の抑うつは、肝気鬱結による一般的なうつ病とは、少なからず東洋医学的なメカニズムが異なります。肝気鬱結に加え、血の滞りである瘀血《おけつ》と、水の流れの滞りである水滞を考慮する必要が出てきます。

瘀血《おけつ》とは、「血の澱み」です。西洋医学的にいうと、末梢《まっしょう》の血液循環の鬱滞《うったい》です。女性は生理というダイナミックな血のめぐりの変化を宿命的に背負っていますから、瘀血《おけつ》の問題は男性とは比較にならないくらい深刻です。この瘀血《おけつ》によって、手足の冷え、頭痛、肩こり、腰痛、便秘、痔、不眠、目の下のクマ、肌荒れなど、女性に見られるありとあらゆる不定愁訴が起きてきます。

水毒は、血と水とが車の両輪のように相互に関係しあいながら働いていることから起きてきます。血に含まれる栄養素や生命エネルギーは、水とともに身体をめぐります。ですから、この血の流れに異常が起きると、必ず水の流れにも影響がおよぶのです。その結果、めまい、立ちくらみ、吐き気、眠気、咳、風邪を引きやすい、倦怠といった症状を呈します。

そして、この瘀血《おけつ》や水毒は、逆に気にも作用します。血や水の流れの滞りが気に作用し、肝の気のめぐりをさらに悪くします。漢方の世界では、「瘀血《おけつ》は気滞を、気滞は瘀血《おけつ》を生じる」といわれるほど、両者は密接な関係にあります。もっといえば、瘀血《おけつ》が単独で存在することはなく、瘀血《おけつ》のあるところ必ず水滞や気滞があるといえます。この悪循環のなかで、月経前の抑うつはしだいに強化されていくのです。

瘀血の治療法は「駆瘀血」

瘀血《おけつ》を治療することを「駆瘀血《くおけつ》」といいます。「駆逐」という言葉がありますが、これは「追い払う」という意味で、駆瘀血《くおけつ》も「瘀血《おけつ》を追い払う」という意味になります。

瘀血《おけつ》を追い払う薬を「駆瘀血《くおけつ》薬」といいます。代表的な生薬には、当帰《とうき》、川芎《せんきゅう》、牡丹皮《ぼたんぴ》、桃仁《とうにん》、紅花《こうか》などがあります。とくに、当帰《とうき》は女性の血のめぐりをよくする代表選手です。

女性は、生理、妊娠、出産、授乳など、血のめぐりのダイナミックな変化にさらされ、その機能が健全に営まれるためには大量の血液を必要とします。当帰《とうき》は血液の循環を活性化し、月経不順や生理痛、冷え症、不妊といった女性特有の病態を改善する生薬です。種類は異なりますが、ヨーロッパでも当帰《とうき》は「アンジェリカ」の名で古くから知られており、女性の病を治す「魔女の霊薬」として重宝されてきました。

駆瘀血《くおけつ》の方剤としては、桂枝茯苓丸《けいしぶくりょうがん》、通導散《つうどうさん》、桃核承気湯《とうかくじょうきとう》、芎帰調血飲《きゅうきちょうけついん》、温経湯《うんけいとう》、四物湯《しもつとう》、当帰芍薬散《とうきしゃくやくさん》、女神散《にょしんさん》などがあります。

女性のための生薬の代表が当帰《とうき》なら、方剤の代表は当帰芍薬散《とうきしゃくやくさん》です。月経不順、更年期障害、冷え症、めまい、立ちくらみ、不妊症など、およそありとあらゆる女性の病に効

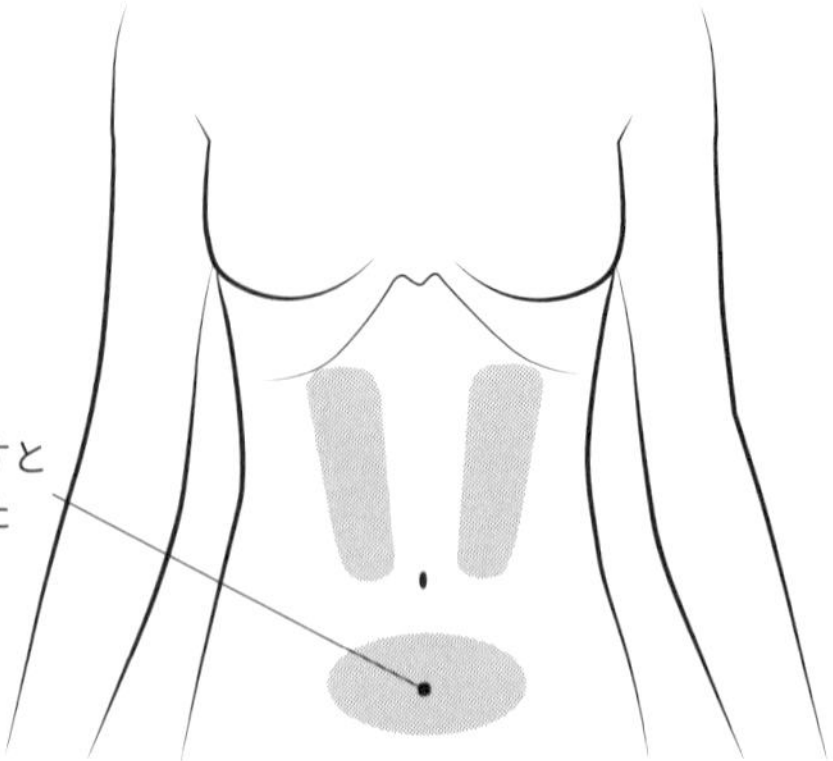

Dさんのお腹の所見

くといっても過言ではありません。また、多くの女性のための方剤の基本となる薬でもあります。

Dさんには、この当帰芍薬散《とうきしゃくやくさん》を処方しました。Dさんはやせ型で顔色がすぐれず、虚証（一八〇ページ参照）のタイプでした。お腹を診てみますと、腹直筋がやや緊張していて下腹部に圧痛を認めます。このような証の方には当帰芍薬散《とうきしゃくやくさん》がよく効きます。

当帰芍薬散《とうきしゃくやくさん》を服用していただいたDさんは、その後、生理を経るごとに生理前の抑うつが軽快していきました。抑うつだけではなく、生理痛や頭痛、肩こりも改善していきました。

これらは、瘀血《おけつ》と水毒が改善されたことによる効果です。心と身体の症状が、たった一種類の漢方薬でよくなっていったのです。Dさんには約一年間、当帰芍薬散《とうきしゃくやくさん》を服用していただき、その後終了としましたが、抑うつが再発することはありませんでした。

Dさんには後日談があります。治療が終わり一カ月ほどたったころでしょうか、診察中の私にDさんから電話がありました。何事だろう、もしかすると抑うつが再発したのだろうか、と思いながら電話口に出てみますと、意外にもDさんの声は弾んでいます。

挨拶もそこそこ、Dさんはいわれました。

「私、妊娠しました！」

そうです、あれほど不妊に苦しんでおられたDさんに子どもが授かったのです。思いがけない朗報に私自身びっくりすると同時に、これは当帰芍薬散《とうきしゃくやくさん》の効果に違いないと確信しました。当帰芍薬散《とうきしゃくやくさん》は産婦人科領域では安胎薬と呼ばれ、女性の骨盤内腔、とくに子宮や卵巣などの生殖器官の血流を改善し、妊娠しやすい環境をつくります。

私自身はあくまでうつ病の治療として当帰芍薬散《とうきしゃくやくさん》を使っていたのですが、はからずも不妊治療も兼ねていたのです。「漢方の恩恵とはすばらしいものだなあ」とあらためて思い知らされる出来事として、いまも鮮明に思い起こされます。

事例

がんばりすぎで感情の起伏が激しくなったEさん（四十歳・女性）

Eさんは、人材派遣会社に勤める独身女性です。仕事をバリバリとこなすいわゆるキャリアウーマンで、若いころは、それこそ何日徹夜を続けても平気なくらいに身も心もタフなタイプでした。

それが、管理職に昇格した半年ほど前から、仕事に困難を感じるようになりました。どうしても、仕事をこなすことができません。といいますのも、いままでなら自分の仕事だけに集中していればよかったのが、管理職になってからというもの、部下の仕事にも目を光らせなくてはならず、おまけに上司と折り合いが悪く、ことあるごとに衝突していたからです。

Eさんは徐々に朝が起きづらくなり、がんばって出社しても、いままでなら楽々こなせていたことができなくなってきました。

それでもEさんは、「これではいけない」と自分自身に鞭打《むち》ち、半ば気力だけで仕事を続けました。本音をいえば苦痛でしたが、そんな気持ちは強引に打ち消したのです。

そうするうちに、少しずつ、体調に変化が出てきました。残業で疲れているはずなのに、帰宅していざ寝ようとしても眠れません。食欲も減ってきました。休日でも疲れがとれません。明日また仕事かと思うと憂鬱になるばかりです。

Eさんの異変に気づいたのは部下でした。面倒見のいいはずのEさんが、部下のちょっとしたミスに腹を立て、とても感情的に怒鳴りつけるのです。「こんな報告書なら小学生だって書けるわよ！」「だからあなたはダメなのよ！」――周囲の目もはばからず、そんな罵声《ばせい》を浴びせかけます。なかには、その場で泣きだしてしまう女子社員もいました。部下から見ると、Eさんの表情は明らかに暗く、硬く、近寄りがたく、活発だったころとは別人です。

Eさん自身も、自分の感情の起伏の激しさには気づいていました。でも、イライラして爆発してしまう自分の感情をどうすることもできません。次は抑えようと思っても、その場になると顔がカーッと熱くなり、心臓が早鐘のように鳴り、噴き出してくる感情を抑えることができません。それでいて、帰宅後一人になると自己嫌悪に陥ります。気持ちがひどく滅入《めい》って、明日仕事に行けるかと不安に苛《さいな》まれます。

やがて、胸が苦しくなり、息苦しくなり、心臓のドキドキもつねに自覚するようになりました。「ひょっとしてうつ病かもしれない」と、Eさんは内心疑いました。でも、キャリアウーマンとしての自負のゆえ、また、弱い自分を認めたくないという心理も働き、あたかも見て見ぬふりをするかのように自分自身から目を背け、じっと我慢していました。

しかし、さすがに見かねた数名の部下のたび重なる勧めにより、とうとう当院を受診することを決意しました。

燃えるようなうつ

うつ病と聞いてみなさんが一般的に想像される症状は、落ち込む、やる気が出ない、自分を価値のない人間だと思う、引きこもる、死にたいと思う、などではないでしょうか。その点、Eさんは少々違います。落ち込みはあるものの、イライラし、攻撃的で、とても感情の起伏の激しいのが目立ちます。

じつは、このような情緒の不安定は、第1章で説明しましたように、うつ病の初期においてはよく見られることです。

では、どうして、うつ病の初期にEさんのような感情の起伏が現れるのでしょうか。

精神的なストレスが肝に作用し、気の流れの滞った状態が肝気鬱結でした。うつ病の初期、滞った気は上半身にたまります。ストレスが長引けば長引くほど、どんどんたまっていきます。この状態は、火にかけた圧力釜とよく似ています。火勢が増し、釜の圧力が増せば増すほど、なかの空気も圧を増し、やがて熱を帯びてきます。

感情の高ぶった人や怒った人を指して、「頭から湯気が立っている」とか「ゆでだこのよう」などと表現しますが、まさにこの状態です。さらに気が滞り、釜の圧が増すと、ついには蓋の限界を超えて爆発します。イライラや緊張の強い人が、ちょっとしたことで瞬間湯沸かし器のように怒りだすのが、この「爆発」です。

この状態を東洋医学では「発火」と表現し、心や肝が旺盛に燃えているという意味で「**心肝火旺**《しんかんかおう》」といいます。西洋医学的にいいますと、脳の興奮状態、自律神経の過緊張状態ということになります。具体的には、不安、焦燥、不眠、イライラ、怒りっぽい、耳鳴り、激しい頭痛、月経不順、不正性器出血、顔面紅潮、のぼせ、目の充血、口が苦い、口が渇くなどの症状です。

この心肝火旺ですが、Eさんのように目立った症状として出てくることもよくありますが、じつは、通常のうつ病でも多かれ少なかれ見受けられます。落ち込みや無気力、疲労・倦怠とともに、ちょっとした物音が気に障《さわ》ったり、些細《ささい》なことでイライラしたり、あれこれ考えすぎて寝つけなかったりというのは、すべてが心肝火旺の症状なのです。

とくに、うつ病の初期においては、程度の差こそあれ、必ずといっていいほどこれが現れます。なぜ、初期に現れるのかといいますと、発火するだけの気（エネルギー）が十分にあるからです。燃料があるから、よく燃えるのです。しかし、うつ病の病期が進んでくると、徐々に気の量が減ってくるため、発火することも少なくなります。

心と肝の密接な関係

肝の気が滞ると、肝だけでなく心も発火します。肝と脾の関係同様、肝と心もまた大変密接な関係にあります。

「心は神明と血脈を司る」と東洋医学ではいわれます。神明とは、精神、意識、思惟《しい》などの高次の脳機能で、血脈とは文字どおり全身に血をめぐらせる循環系のことです。

健康な状態では、当然、神明も血脈も正常に機能していますので、冷静に、沈着に、客観的に目の前の問題に対処することができます。心拍も正常の範囲で規則的に脈打っています。

ところが、心の機能に障害が起こり、神明と血脈に狂いが生じますと、取り乱し、不安になり、嘆き悲しみ、冷静ではいられず、動悸がしたり、脈が飛んだりするようになります。

そのような心の異常をもたらす原因が、心理的なストレスです。その際、ストレスが直接、心を冒す場合と、まず肝が障害され、その影響が心におよぶ場合との二通りがあります。実際にはどちらか一通りだけということはなく、両者が混在しているものですが、わかりやすくするために、ここでは一つずつ説明します。

まず、直接、心が冒される場合というのは、もともとの性格が臆病《おくびょう》だったり、何かにつけて不安になりやすかったり、逆に怒りっぽかったりといった人がストレスにさらされたときや、何か急にショックな出来事が身に振りかかったときです。

たとえば、母親が急死した、突然リストラされた、失恋したといった経験をすると、人は悲しみが込み上げ、涙が溢れ、どうしていいか居ても立ってもいられません。不安で夜も眠れず、心臓がドキドキしてどうしようもないというふうになるものです。これらはすべてストレスの、心への直接の作用です。

次に、肝に影響する場合です。五臓論によると、心は肝に養われて、その機能を発揮します。心を自然界の事物に置き換えると「火」で、肝は「木」です。古来、そう考えられてきました。火は木という燃料があってはじめて存在できるものであるというわけで、養うものと養われるものという関係、つまり相生の関係が肝と心にはあるのです。臓腑論でいいますと、肝は血の貯蔵庫であり、その血を心に供給することで血脈が維持されるということです。

したがって、ストレスにより肝気鬱結になると、貯蔵された血の供給がうまくいかなくなり、その結果、心の血も足りなくなり、心の機能である神明と血脈に異常が生じてしまいます。

また、ストレスが直接、心を冒した場合、心が異常興奮して、「発火」の状態である心火の状態となりますが、このとき、心火の燃え上がりにともなって、その燃料である肝の血が過剰に消費されることになります。その結果、肝にも異常が起きてしまいます。このように、肝と心はとても密接な関係にあるのです。

Eさんは、もともとの性格が勝ち気で向上心が強く、カッとなりやすい一面を持っていました。そこへ昇進というストレスがかかり、直接、心を冒して情緒不安定となり、やがて、それが肝へと波及し、抑うつ状態になっていったのです。

心肝火旺は「燃えている」わけですから、治療としては冷まさなければなりません。燃えている心と肝を冷ますことを「**清肝瀉火**《せいかんしゃか》」といいます。この言葉に心は含まれていませんが、意味としては含まれているとお考えください。「清」も「瀉」も、「鎮め冷ます」という意味です。

代表的な生薬としては、黄連《おうれん》、黄芩《おうごん》、黄柏《おうばく》、山梔子《さんしし》、連翹《れんぎょう》、牛蒡子《ごぼうし》、竜胆草《りゅうたんそう》などがあります。方剤では、黄連解毒湯《おうれんげどくとう》、三黄瀉心湯《さんおうしゃしんとう》、温清飲《うんせいいん》、柴胡清肝湯《さいこせいかんとう》、竜胆瀉肝湯《りゅうたんしゃかんとう》などです。とくに黄連解毒湯《おうれんげどくとう》は、黄連《おうれん》、黄芩《おうごん》、黄柏《おうばく》、山梔子《さんしし》という瀉火のみの四つの生薬で構成された強力な清肝瀉火剤です。

いずれも清熱（身体の内部の熱を冷ますこと）に働く生薬で、急に不安になったり、心臓がドキドキしたりといったパニック発作にも、精神安定剤と同様に頓用《とんよう》（そのときだけ服用する）できる漢方薬の一つです。

燃える火を消す安神剤

Eさんのように、とくに心火が目立つ場合は安神剤を使います。高ぶった神明（意識）を安らかにする、つまり精神を安定させるのが「**安神**」です。次ページの表にまとめたように、安神の生薬には、竜骨《りゅうこつ》、牡蠣《ぼれい》、真珠《しんじゅ》、朱砂《しゅしゃ》、磁石《じせき》、茯苓《ぶくりょう》、大棗《たいそう》、石菖蒲《せきしょうぶ》、遠志《おんじ》などがあります。

安神の漢方薬としては、柴胡加竜骨牡蠣湯《さいこかりゅうこつぼれいとう》、柴胡桂枝乾姜湯《さいこけいしかんきょうとう》、桂枝加竜骨牡蠣湯《けいしかりゅうこつぼれいとう》、

安神の生薬

竜骨《りゅうこつ》	▶大型哺乳類の化石を細かく砕いたものです。昔の人は、恐竜の骨の化石を見て竜と結びつけたのかもしれません。この化石の出土する地域が中国にはいくつかあり、竜骨の産地となります。あの北京原人も竜骨の産地で発見されています。しかし、近年は産出量が減り、牛の骨を煮た代用品も出まわっています。
牡蠣《ぼれい》	▶文字どおり、牡蠣《かき》の貝殻です。身のほうも牡蠣肉という名前で生薬としてありますが、現在ではおもに殻のほうを使います。竜骨も牡蠣も、主成分は炭酸カルシウムです。イライラした人に向かって、「カルシウムが足りないんじゃない？」などというのを耳にすることがありますが、これはあながち間違ってはいないのです。厚生労働省は、日本人のカルシウムの必要摂取量を、一日当たり最低700mgと定めていますが、実際には500mg程度にとどまっています。これはアメリカ人の半分以下です。このようなカルシウムの摂取不足が、ストレス社会といわれる現代の日本をかたちづくっている一つの要因なのかもしれません。
真珠《しんじゅ》	▶主成分は炭酸カルシウムですが、こちらは高価なので、日常的に漢方薬として使用するのは装飾用にならない「シジミ真珠」です。いまでは宝石のイメージばかりが強い真珠ですが、かつては世界中で薬として使用されていました。あのクレオパトラも美しさを保つために真珠の粉を飲んでいたといわれています。日本でも、江戸時代には、風邪薬やはしかの薬として上流階級のあいだで使われていたという記録が残っています。
朱砂《しゅしゃ》	▶鉱物の硫化水銀です。朱色の顔料として染色にも使用されますが、水銀の化合物ですから毒性が問題で、現在では薬としてはほとんど使われていません。しかし、古代の中国では美貌と若さを保つ不老不死の薬として珍重されており、日本でも飛鳥時代の女帝である持統天皇が服用していたといわれています。中世のヨーロッパでは、鉄や鉛を金に変える錬金術に必要な、あのハリー・ポッターで有名な「賢者の石」として知られていました。

＊ほかの生薬はほとんどが植物性ですが、鉱物性の生薬と比べると安神の作用は強くありません。

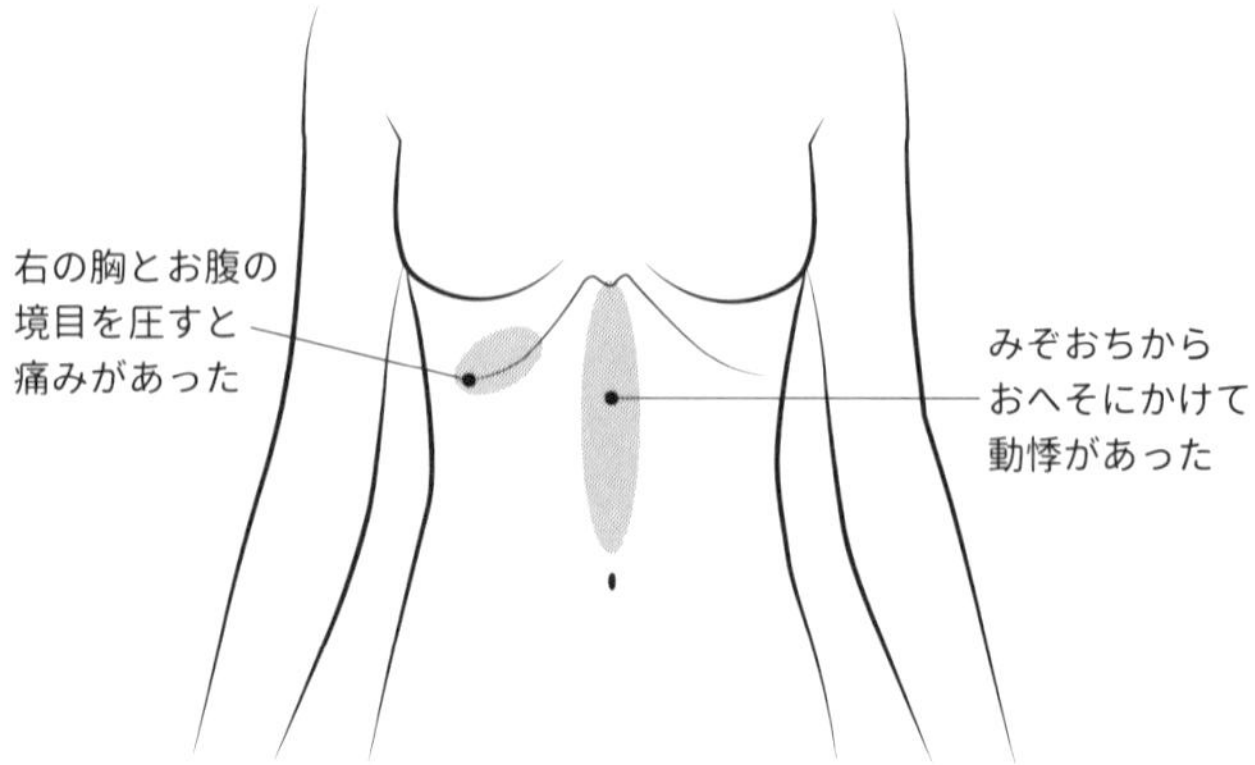
右の胸とお腹の
境目を圧すと
痛みがあった
みぞおちから
おへそにかけて
動悸があった

Eさんのお腹の所見

酸棗仁湯《さんそうにんとう》、甘麦大棗湯《かんばくたいそうとう》がおもなもので、その多くは竜骨《りゅうこつ》と牡蠣《ぼれい》を含んでいます。ただ、現在一般的に流通しているエキス製剤のなかにはほかに目立った安神剤はなく、選択の幅が狭いというのが難点です。安神の生薬が少ないので、おのずと方剤も少なくなっています。

さて、Eさんについてですが、体格は中肉中背、虚実は中間証（一八二ページ参照）、腹証は右胸脇苦満、みぞおちから臍にかけて腹部の動悸が強く触れました。脈は緊張してピンと張った感じです。

お腹の大動脈の拍動がよく触れるのは心火の状態、西洋医学的にいうと自律神経の過興奮を表しています。この症状は安神薬を、

「胸とお腹の境目を圧すと痛い」は柴胡《さいこ》を含んだ薬を使う目印となりますので、処方としては柴胡《さいこ》加《か》竜骨《りゅうこつ》牡蠣《ぼれい》湯《とう》とし、イライラや不安感が強くてどうしても我慢できないときだけ清肝瀉火の黄連《おうれん》解《げ》毒《どく》湯《とう》を服用していただきました。

その結果、四カ月ほどの服用と休養で情緒不安はなくなり、睡眠も改善しました。

事例

抗うつ薬が効かなくなった慢性うつ病のFさん（四十五歳・男性）

Fさんは、三年前までシステムエンジニアをしていました。うつ病にいたった経緯は、仕事のストレスでした。在職中のFさんの勤務は多忙を極めていました。月に百時間以上の残業に、土日の急な呼び出しなど、休まる暇がありません。

そんな状況であっても、人づきあいの不得手なFさんは、同僚や上司に相談することがありませんでした。また、仕事の性質上、転々と出向先が変わったこともあり、親しい友人もできないままでした。

Ｆさんはしだいに心身を病んでいきました。意欲と集中力がなくなり、次々に舞い込んでくる仕事を以前のようにこなすことができなくなりました。上司から注意を受けると、あたかも全人格を否定されたかのように動揺してしまいます。「自分はだめな人間だ」と自己卑下《ひげ》するようになりました。

寝つきが悪くなり、朝はなかなか起きることができません。仕事に行かなければいけないとは思うのですが、ベッドを離れて顔を洗い、食事をして着替えるという一連の動作がとてつもない重労働に思えるのです。

この状態は、明らかに以前の自分とは違いました。ある日、Ｆさんは町で見かけたメンタルクリニックにふらっと立ち寄りました。そこでうつ病と診断され、抗うつ薬（ＳＳＲＩ）と睡眠導入剤を処方されました。西洋薬にとくに抵抗はありませんでした。

服用後、以前のような意欲の低下は減り、上司の言葉にも感情的に反応することが少なくなりました。睡眠もよくとれ、朝もさほどつらくありません。通院は二週間に一度です。

こうして、服薬をしながら仕事を続けるというFさんの生活が始まりました。

Fさんは喜びました。なぜといって、いままで沈んでいた心と動かなかった身体がたった二種類の薬で嘘のように持ち直し、過酷な仕事を以前と同じようにこなせるようになったからです。「こんないい薬はない」と感謝さえしました。Fさんは薬を欠かさないことだけに気をつけ、多忙な日々を再び積み重ねていきました。

それから半年ほどたったころです。睡眠薬の効きが悪くなってきました。疲労・倦怠、集中力の低下も出てきました。そのことを主治医に相談すると、睡眠薬が変わり、抗うつ薬の量も増えました。診察時間はたったの五分です。診察時間が短いことについては「そんなものだろう」と思っていたFさんは、とくに不満は覚えませんでした。むしろ、薬の量が増えたことに期待をしました。

しかし、今度は服用を始めたころのような効果がうまく現れてくれません。それどころか、副作用なのか、吐き気やめまいがします。強くなった睡眠薬はたしかに効くのですが、翌朝起きたあともしばらくぼーっとしてしまい、昼ごろなって、やっと頭が冴えてきます。

二週間後、そのことを主治医に訴えましたが、「そのうち慣れるから」とまともに取り合ってくれません。それでも、Ｆさんは主治医の言葉を信じて服用を続けました。仕事も続けました。

その後、一年半のあいだ、状況は変わりませんでした。疲れやすさ、疲労・倦怠はいっこうに改善せず、周囲の同僚たちとも話をする気が起きません。憂鬱で無気力で、思考力が働きません。仕事のミスが確実に増えていきます。

Ｆさんは、すっかり、以前の状態にもどってしまいました。いや、それどころか、症状はむしろ増え、複雑になっています。すぐに呼吸が荒くなる、胸が苦しくなる、動悸がする、手足がしびれたり引きつれたりする、目がかすむ……。気がつけば、この一年半のあいだに薬はさらに増え、睡眠薬は三種類に、抗うつ薬は最大量にまでなっていました。

とうとう、Ｆさんは会社に行くことができなくなりました。主治医に相談すると、さらに別の抗うつ薬を追加しようとするだけです。さすがにそのやり方に疑問をおぼえ、診察の途中で思わず席を立ったＦさんは、そのままクリニックを出ていってしまいました。帰宅するやインターネットで検索し、漢方を使うという当院を探しあて、早速、予約の電話を入れたのでした。

診察室に現れたFさんは、げっそりと頬《ほお》がこけ、髪はぼさぼさで肌は土気色、目には力がなく、会社勤めをしている人にはとうてい見えません。あたかも、いままで長期間入院をしていたのかと思いたくなるような姿でした。

ひととおりお聞きしたあと、脈をとってみると左右ともに弱く、お腹は全体的に力がありませんが、腹直筋だけは張っており、肋骨の脇腹の部分を圧すと何カ所かで痛みを訴えます。肩の筋肉は板のように張っています。

舌診をすると、舌は白苔に覆われていました。目には力がなく、瘀血《おけつ》のために肌の色はくすんでいました。この状態を、私は「肝気虚」と弁証（診断）しました。

慢性うつ病に見られる負のスパイラル

肝気虚についてお話しする前に、うつ病が長引いたらどうなるかについて知っておいていただきたいと思います。

慢性うつ病の明確な定義はありませんが、おおむね二年を超えて持続するような場合をいいます。精神疾患の診断マニュアルでは、「気分変調症」がもっとも近い概念です。しかし、気分変調症とは、軽症のうつ病がだらだらと続くという意味合いが強い疾患概念ですので、必ずしも軽症ばかりではない慢性うつ病を的確に言い表しているとはいえません。

さて、Ｆさんはその慢性うつ病だったわけですが、飲みはじめには効いていた抗うつ薬が、どうしてだんだんと効かなくなってきたのでしょうか。そこには、時間の経過によるうつ病の症状の変化と副作用の問題が大きく関係しています。

「『病期』を無視したうつ病治療」のところでお話ししましたように、うつの症状というのは、発症の初期にはイライラや不安、急な気分の浮き沈みなど、情緒の変動が目立ちます。ところが、時間の経過とともにそれらの症状は影を潜め、無気力や疲労・倦怠、興味の喪失などが持続するようになります。

症状の不安定な初期、抗うつ薬や精神安定剤はよく効きますが、慢性期の無気力状態や疲労・倦怠に対しては必ずしも有効ではありません。といいますのも、初期の不安定な精神症状はモノアミン仮説だけで説明することが可能で、その仮説に則《のっと》った抗うつ薬が有効ですが、慢性期の症状となると、それだけではうまく説明がつかないからです。モノアミン仮説以外のさまざまな要素、たとえば、食欲不振や便秘などの消化機能の低下、身体を動かさないことによる筋力の低下といった脳以外のことも関係してくるため、抗うつ薬や精神安定剤の効き目が悪くなるのです。

慢性期のうつ症状に関与する大きな要因の一つが、抗うつ薬の副作用です。なかでも、循環器系の抑制作用です。具体的には、血圧低下、動悸、不整脈などで、三環系や四環系抗うつ薬など、一世代前の抗うつ薬でとくに認められます。SSRIやSNRIは三環系や四環系の抗うつ薬ほど副作用は強くないといわれていますが、実際の診察の場では循環器系の副作用が多々見受けられます。

循環器系の副作用がなぜ悪いかといいますと、疲労・倦怠、疲れやすさ、全身の脱力感、めまい、立ちくらみなどにつながるからです。これらは、本来、うつ病の症状でもあり、症状なのか副作用なのかわからなくなってしまいます。結果として、抗うつ薬を服用することによって、見かけ上、うつの症状が悪化するということになります。

すると、医師が「抗うつ薬を飲んでいるのに、まだうつ症状がよくならない」と認識する可能性があります。そして、「抗うつ薬が足りない」ということで、さらに薬の量を増やすという過ちを犯しかねません。抗うつ薬の増量が、さらにうつ症状を悪化させていくという「負のスパイラル」に陥っていくわけです。

循環器系の副作用を気にかけない精神科医は意外と多く、長期間にわたり抗うつ薬を服用したあげくに当院を訪れる患者さんのほとんどが、この「負のスパイラル」の状態にあるといえます。

東洋医学的に見た慢性うつ病とは

うつ病を東洋医学的に見ると、前にも述べましたが、気の流れの滞りである「**肝気鬱結**」が大きく影響しています。肝気鬱結の状態が長く続くと、気が枯渇してしまい、十分に全身をめぐることができなくなります。この状態を「**気虚**」といいます。この場合、とくに肝の気の消耗なので、「**肝気虚**」といいます。症状としては、疲れやすい、口数が減る、息切れする、日中眠くなる、持続する無気力や憂鬱感、脇腹の張り、手足のしびれ、動悸、頭が重いなどです。

これらは西洋医学的に見た慢性うつ病の症状と同じであり、まさに、Fさんの症状そのものです。つまり、東洋医学的に見た慢性うつ病とは、「肝気虚」の状態にほかなりません。この肝気虚は、うつ病が長引けば必ずといっていいほど起きてきます。なぜかといいますと、気の消耗もさることながら、気の供給がうまくいかなくなるからです。

気の生成は、胃腸（脾胃）の消化吸収で得られた栄養物と、肺からの新鮮な空気を原料として行われます。それが肝の作用によって全身に配分されていくわけです。

うつ病になると、肝の機能の失調によりその気の流れが悪くなるとともに、脾胃の機能をも失調します。それによって気の生成が障害され、ひいては気の供給不全へとつながっていくのです。うつ病でよく見られる食欲低下、胃もたれ、便秘などが気の生成を阻害し、うつ病を悪化させていくことになってしまうわけです。

肝気虚の治療は補肝気

肝気虚は肝の気の流れる量が減ってしまう病態なので、治療はこれを補えばいいということになります。「補肝気」です。次のページの表にまとめたように、補肝気の代表的な

補肝気の代表的な生薬

黄耆《おうぎ》	▶十全大補湯《じゅうぜんだいほとう》や補中益気湯《ほちゅうえっきとう》など、滋養強壮をはかる漢方薬には、必ずといっていいほど使われています。滋養強壮のほかに止汗、利尿、強心などの作用があります。最近の研究では、免疫の活性化、抗腫瘍、血圧降下、抗炎症などの作用が認められています。韓国では、高麗人参と並ぶ代表的な生薬で、薬膳料理として有名なサムゲタンの欠かせない材料となります。
山茱萸《さんしゅゆ》	▶ミズキ科サンシュユの果実を乾燥させたもので、滋養強壮、止血などの作用があります。別名を春小金花といい、早春に花をつけると木全体が黄金をまとったように色づき、風情のある様相を呈します。生薬となる果実はグミのように赤く、とても酸っぱい味がします。この酸味が、肝の機能を回復させるといわれています。
菊花《きくか》	▶みなさんもよくご存じの菊の花です。菊の花が生薬になるのかと意外に思われるかもしれませんが、中国では二千年も前から薬用として栽培してきました。薬以外にも、酒、お茶、料理などに使われます。杞菊地黄丸《こぎくじおうがん》、釣藤散《ちょうとうさん》など、菊花を含む漢方薬はけっこうたくさんあります。効能は、抗炎症、視力回復、鎮静などです。スーパーマーケットなどで売られているお刺し身のパックには菊の花が添えられていますが、あれは、菊花の強い抗炎症作用により雑菌が繁殖しないようにしているものです。古人の貴重な知恵の一つです。

＊補肝気をはかる方剤としては、黄耆建中湯《おうぎけんちゅうとう》、桂枝加黄耆湯《けいしかおうぎとう》などがあります。これらはエキス製剤にありますが、肝気虚の治療としては、含まれている黄耆の量が足りません。さらにいいますと、慢性うつ病というのは、精神面のみならず、消化機能、筋力、代謝など、さまざまな面に異常を来していますので、エキス製剤ではなかなかこれらの症状をまかないきれません。

当院では、うつ病の経過の長い方にはエキス製剤ではなく、煎じ薬を飲んでいただくようにしています。煎じ薬であれば、エキス製剤よりもはるかによく効きますし、たとえば黄耆の量を増やすなど、患者さんに応じた微調整をすることも可能です。さらに、エキス製剤にはない薬を調合することもできます。

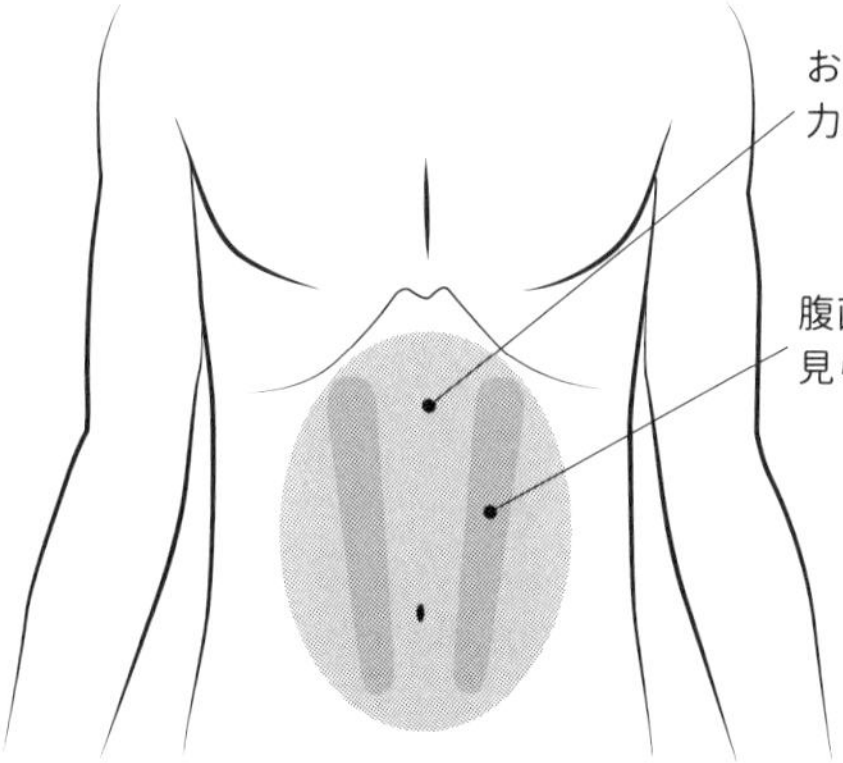
お腹全体に
力がない
腹直筋の緊張が
見られた

Fさんのお腹の所見

生薬としては、黄耆《おうぎ》、山茱萸《さんしゅゆ》、菊花《きくか》などがあります。

さて、Fさんの治療についてお話ししましょう。

Fさんには仕事を休んでいただくとともに、黄耆建中湯《おうぎけんちゅうとう》を服用していただきました。黄耆建中湯《おうぎけんちゅうとう》は肝気虚に使う代表的な薬であるとともに、Fさんに見られたようなお腹の徴候が処方の目印となります。

ただし、Fさんは肝気虚の程度が強かったため、エキス製剤ではなく煎じ薬で、黄耆《おうぎ》の量を通常よりも多めに処方しました。

肝気虚である慢性うつ病は、治るのに時間がかかります。初期のうつ病であれば、それこそ、服用して二週間ほどで劇的に改善することもありますが、肝気虚ではそのようなことはありません。順調にいっても三カ月から半年はかかるものです。Fさんの場合も、服用のはじめのころはほとんど変化がありませんでした。Fさん自身もそのことに不安を訴えられましたが、とにかく辛抱強く飲んでいただきました。

五カ月ほど経過したころでしょうか、少しずつ変化の兆《きざ》しが現れてきました。食欲が出てきて便通がよくなり、めまいや動悸も減ってきました。気分的にも以前ほど沈んだ感じはなく、睡眠もとれるようになってきました。

月を追うごとに改善し、さらに補肝気を強くするために黄耆建中湯《おうぎけんちゅうとう》から益気補肝湯《えっきほかんとう》という煎じ薬に変更しました。その後、多少の調子の波はありましたが、服薬から九カ月を過ぎるころにはやる気も出てきて、全身の疲労・倦怠、疲れやすさもすっかりなくなり、近所のスポーツジムに通えるようになりました。復職に関しても、会社側と相談できるまでになりました。

漢方薬の服用からちょうど一年、Fさんは再びシステムエンジニアとして第一線で働けるようになりました。ただし、再発しないようにするため、適度に休む、運動を続ける、食事の内容に気をつけるなど、セルフコントロールを心がけていただきました。

もし、Fさんが、気を補うという発想のない西洋薬を飲みつづけていたら、はたしてここまで改善していたでしょうか。おそらく、そうはならず、疲労・倦怠、抑うつを引きずったまま、何年も服薬を続けることになっていたと思われます。

事　例

やる気はあるのに、どうしても朝がつらいGさん（三十四歳・女性）

Gさんは、法律事務所で経理の仕事をしています。どちらかというと性格は神経質で、気が小さく、寡黙ですが、仕事はきちんとするタイプです。もう十年近くこの仕事を続けており、独身です。大学生のころにうつ病にかかっており、一年ほど抗うつ薬の服用をした経験があります。

来院される三カ月ほど前のことでした。Gさんは帳簿の記載ミスについて、上司である弁護士から叱責《しっせき》されました。うっかりミスであり、決して大きな問題ではありませんでしたが、たまたま虫の居所が悪かったのか、弁護士の先生は声を荒げてGさんを責めました。Gさんは、ただただ小さくなって聞いているしかありませんでした。それはほんの数分のことで、先生は、翌日には何事もなかったかのようにGさんに別の用件をいいつけてきました。

弁護士の先生にとっては気まぐれといっていいほどの叱責でしたが、Gさんの心には、そのときにいわれた言葉がずっと引っかかっていました。「小学生レベル」「何年この仕事をやっているんだ」――仕事中は平静を装っていますが、帰宅後一人になると、そのことが頭をめぐって自己嫌悪してしまいます。自分はだめな人間じゃないか、先生から評価されていないんじゃないか……。

それでも、Gさんはがんばり屋です。だめな人間と思われるのは嫌だし、たまっていく仕事をそのままにしておくわけにもいきません。仕事中は、とにかくやるべきことに没頭しました。

しかし、やがて寝つきが悪くなりました。先生のちょっとしたひと言にびくっとしたり、周囲の人びとの会話が、自分の悪口をいっているように思えたりします。仕事に集中しづらくなり、仕事の夢を見ることが多くなりました。しかも、決していい夢ではなく、やってもやっても追いつかない仕事の量に悲鳴をあげたり、先生から叱責されたりしている夢ばかりです。そのたびに、はっと目が覚めます。

とくに、つらいのは朝でした。なかなか目が覚めず、身体が重くて寝床を出る気力が湧いてきません。やっとのことで起きだしても、支度をするのが億劫でたまりません。食欲がなく、朝ご飯を食べることができません。着替えをしながらも、またミスをしてしまうんじゃないか、叱られるんじゃないかと不安でたまりません。

それでも、Gさんは、身体を引きずるようにして出勤しました。不思議なことに、出勤してしまえば、普通に仕事をこなすことができます。とくに、午後からはぐんぐん調子が上がってきます。

そんなある日、Gさんは風邪を引いて、一日仕事を休みました。幸い、熱はすぐに治まりましたが、その翌朝は、疲労・倦怠で寝床から出ることができず、そのまま休んでしまいます。

午後になってやっと起き出したGさんは、大変な自己嫌悪に苛まれました。「こんなことでさぼるなんて、自分はどうかしている」「社会人として失格だ」——布団にくるまって、頭をかきむしります。そして、明日は必ず出勤しようと決意するのでした。

ところが、朝になると、疲労・倦怠で寝床から出ることができません。結局、また休んでしまいました。そして、午後になると再び自己嫌悪です。

その後も、同じことの繰り返しでした。「先生は怒っているに違いない」「同僚に迷惑をかけてしまって、いまさら合わせる顔がない」——職場からは何度も電話がありましたが、どうしても出ることができませんでした。

無断欠勤が二週間も続いたころでしょうか。かつてうつ病にかかった経験を思い出したGさんは、やっと医療機関にかかろうと決心したのです。

東洋医学的に見た不眠とは

Gさんの特徴は、夜寝つけず、夢をよく見、途中で目が覚め、朝なかなか起きられないことです。そして、午前中は仕事に行く気がしないのに、午後になると嘘のようにうつが晴れるということです。

まず、不眠ですが、西洋医学では睡眠障害を眠りのありようから、入眠障害、中途覚醒、早朝覚醒、概日リズム障害などと分類します。Gさんの場合は、入眠障害、中途覚醒です。

東洋医学では、これを原因によって分けます。先ほど、睡眠に関係する気の流れは肝と心がコントロールしているとお話ししましたが、大きく分けると、肝の障害による不眠と心の障害による不眠です。肝による不眠は眠りが浅く、途中で何度も目が覚め、寝ていても緊張がとれません。

いっぽう、心による不眠は寝つきが悪く、あれこれ考えて気になったり、イライラしたり、嫌な夢を見やすかったり、動悸がしたりします。

西洋医学的な視点では、不眠は「脳の過興奮」ととらえますが、東洋医学では、もっと広い、いろいろな要素とのつながりで考えます。たとえば、あなたに悩みがあって寝つけないとしましょう。あなたは、布団に入っていても悩み事ばかり考えていて、いっこうに眠くなりません。いくら眠ろうとしても、同じ考えがぐるぐると頭の中をめぐって、何度も寝返りを打っては悶々としています。ただ、時間だけが過ぎていきます。

そして、「明日は仕事だから眠らなきゃ」という焦りに苛まれます。溜め息をつき、じっとりと汗をかき、知らず知らずのうちに身体は緊張しています。空が白むころになってやっと眠りに入れましたが、睡眠時間はたったの三時間です。眠った気がまったくしません。妙に身体のあちこちがこっています。

さて、あなたに見られたのは、考えがめぐって眠れないという脳の過興奮だけではありません。ほかにも、「眠らなきゃ」という心理的なとらわれ、じっとり汗をかくという自律神経の緊張、身体がこるという筋肉の緊張があります。このように、不眠というのは脳だけの問題ではなく、自律神経や筋肉の緊張をも含めて成り立っている、と東洋医学では考えます。

ですから、不眠の治療をする場合、たんに脳の鎮静を図るだけでなく、自律神経の調整、筋肉のリラックスがなされなければなりません。

うつ病の「朝がつらい」は、なぜ起こるのか

Gさんのもう一つの特徴は、どうしても朝がだめであるということでした。Gさんにかぎらず、うつ病では、落ち込み感や疲労・倦怠は夕方よりも朝のほうが強いものです。眠れなければ朝がつらいのは当たり前だ、と思われるかもしれませんが、健康であれば、たとえ眠れなくても、うつ病の人ほど朝がつらくはありません。気力でカバーできるのです。

なぜ、このようなことが起こるのでしょうか。東洋医学的にいいますと、昼と夜での気のめぐり方の違いが関連しています。

通常、起きているときと寝ているときでは、気の流れる場所が異なります。起きているときには身体の表面を、夜になって眠るころになると、気は身体の内部に入り込みます。体表を二五周めぐり、みぞおちのあたりから体内に入り、今度は身体の深部を二五周めぐって、朝になると再び体表に出てくるといわれています。昼間は活動しなければいけないので、気は体表にあって外に向かい、夜の睡眠中には身体の内部にあって、その日一日酷使した諸臓器のメンテナンスを行うというわけです。

「寝つきがよい」というのは、体表をめぐっていた気がスムーズに体内に入っていくことであり、「熟睡する」というのは、気が身体の内部をしっかりめぐっているということです。逆に、「寝つきが悪い」というのは、体表をめぐる気がなかなか身体の内部に入っていけない状態であり、「眠りが浅い」「途中で目が覚める」「早朝覚醒」などは、気が身体の十分深いところまで達していなかったり、めぐる途中で体表に顔を出してしまったりするということです。

この、**睡眠に関係する気の流れをコントロールしているのが肝と心**です。すでにご存じのように、肝と心はストレスの影響を大変受けやすい臓器です。その肝と心が何らかのストレスにさらされたとき、その機能が失調し、体表から体内への気の流れが障害されて睡眠障害となるのです。

肝と心が障害されて、体表から体内への気の入り込みがスムーズにいかなくなると、当然、体内から体表への気の移動もうまくいかなくなります。そうなると、朝がきて、起きなければいけない時間になっても、気がなかなか体表に出ることができず、覚醒が困難となります。これが、「朝がつらい」です。

このような状態になると、体表をめぐる気が十分ではありませんから、皮膚や筋肉に活力が湧かず、疲労・倦怠が続きます。気はじわじわとしか体表に出ることができず、午後になってやっと正常にめぐることができるようになります。これが、「午後には回復する」です。

動きはじめの気が障害される胆気虚

「朝がつらい」には、二つのパターンがあります。一つは、一日じゅう気力がなく、落ち込んでいて、とくに午前中にその傾向が強いというものです。一般的なうつ病のパターンです。東洋医学的には、肝の気に問題があります。

もう一つは、朝だけがつらく、どうしても活動する気にならないけれど、なんとか仕事や学校に出かけてしまえば普通に何でもこなすことができるというものです。一般的なうつ病のパターンとは少々様相を異にしており、非定型うつ病に近いと思われます。

この場合、肝よりも胆の機能に問題があります。Gさんの朝のつらさも、とくに朝が悪く、出勤すれば普通に仕事ができるというものでした。Gさんは、肝よりも胆に問題があったのです。

Gさんに見られた症候を、東洋医学的には「**胆気虚**」といいます。

胆とは、現代医学（西洋医学）でいう胆嚢《たんのう》、つまり、肝臓の下にぶら下がっている袋状の臓器のことです。肝臓から送られてくる胆汁を貯蔵し、食べ物が胃から十二指腸に下りてくると収縮して胆汁を分泌する臓器です。

いっぽう、東洋医学的に見ると、ほかの臓腑同様、西洋医学で考えるのとは別の、かなり広い機能的な概念を含んでいます。まず、胆は、六腑（胆・小腸・胃・大腸・膀胱《ぼうこう》・三焦）の一つです。肝と対をなしており（陰と陽の関係）、機能的には全身をめぐる気の勢いを調節しています。とくに、肝の気の流れに大きな影響をおよぼしています。

胆は気の動きはじめに作用します。たとえば、車を走らせるときにはまず強くアクセルを踏み込みますが、そのような機能です。

「動きはじめ」とは、具体的には、朝、目覚めたとき、仕事にとりかかろうとするとき、勉強を始めようとするときなどです。そんなとき、人は「さあやるぞ」という気持ちととともに布団から起き上がったり、ペンをとったり、パソコンのスイッチを入れたりします。

この「さあやるぞ」が胆の作用そのものなのですが、胆気虚ではこれがありません。

ところで、胆は「たん」と読みます。また、「きも」とも読みます。「たん」「きも」と読ませる言葉を拾ってみますと、「胆力」「豪胆」「胆（肝）っ玉かあさん」などです。これらの言葉に共通している意味は、「動じない」「我慢強い」「泰然としている」「意志が強い」といった概念です。

これらの言葉に代表されるように、胆気がしっかりしていると、ものごとの判断や決断を的確に行うことができるのです。胆気の強い人は、たとえ困難な局面に遭遇しても泰然としており、強い意志を持って難局を乗り切ることができます。戦国の武将などは、おしなべて胆気の強い人びとであったといえるでしょう。

いっぽう、胆気が弱いと、ちょっとしたことでもビクビクしたり不安になったりします。気持ちが舞い上がってどうしてよいかわからず、何も決められなくなります。現代人には胆気虚の人が多いのかもしれません。

この胆気というのは、多分に持って生まれた性質が強いものですが、うつ病にかかると肝気とともに胆気も衰え、何事も不安でクヨクヨと考え、何も決められずに先行きを悲観

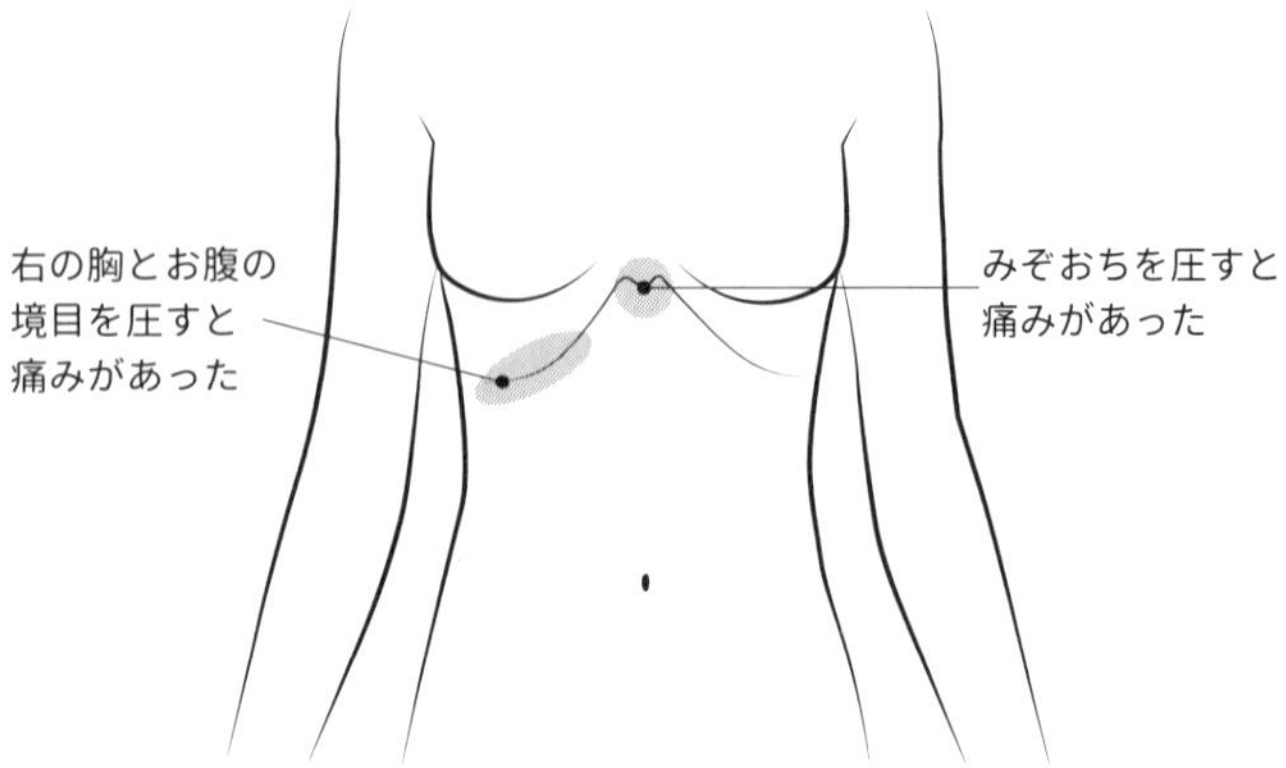
右の胸とお腹の
境目を圧すと
痛みがあった
みぞおちを圧すと
痛みがあった

Gさんのお腹の所見

するばかりになってしまいます。

胆の気を補う

Gさんを東洋医学的に診察してみますと、脈は弱く、それでいてぽこっと盛り上がったような感触です。これは胆気虚に特有の脈で、短脈といいます。また、お腹を触ってみると、右の胸脇部とみぞおちに圧痛を認めます。

胆気虚の治療は、不足している胆の気を補うことです。生薬としては、酸棗仁《さんそうにん》、茯苓《ぶくりょう》を用います。

酸棗仁《さんそうにん》は、サネブトナツメという、栽培されるナツメの原種にあたる落葉樹の種子です。時折、人家の庭に植えられているのを見かけることがあります。かわいらしい赤い実がなります。ナツメよりも実が大きいのが特徴です。効能は、胆気を補うほかに、催眠、鎮静、血圧上昇などです。

茯苓《ぶくりょう》は、腐りかけた松の根に寄生するマツホドという菌類の菌核で、たくさんの漢方薬に使われています。「メジャー級の生薬」ということができます。昔は、このマツホドの採集だけを仕事にしていた人たちがいたほどでした。効能は、鎮静を図り、水のめぐりをよくします。

胆の気を補う方剤としては、酸棗仁湯《さんそうにんとう》、温胆湯《うんたんとう》などがあります。酸棗仁湯《さんそうにんとう》には保険適用のエキス製剤がありますが、温胆湯《うんたんとう》にはありませんので、Gさんには酸棗仁湯《さんそうにんとう》とともに、温胆湯《うんたんとう》のかわりとして竹茹温胆湯《ちくじょうんたんとう》を用いました。これにより、Gさんの病状は徐々に改善されていきました。

こうした場合、**ほとんどが睡眠から改善**していきます。Gさんもその例に漏れず、少しずつ嫌な夢を見なくなり、熟睡できるようになりました。そして、朝のつらさが改善され、仕事に行くことができるようになりました。胆気虚の場合、無理なく動きだせるようになれば、あとは何事も自然とできるようになります。その点は、肝気虚よりも比較的安心して経過を見ることができます。

「朝がつらい」は、西洋医学でもうつ病の特徴として認知されています。しかし、それはただそれだけのことで、「朝がつらい」にもいろいろあるという認識はありません。したがって、どのような「朝がつらい」であっても、治療に違いはなく、ＳＳＲＩやＳＮＲＩ、ＮａＳＳＡが処方されるだけのことです。

それに対して、漢方では、「朝がつらい」のパターンによって、肝の障害なのか胆の障害なのかを見極め、それに基づいた処方をします。「漢方は論理的ではない」などと西洋医学一辺倒の医師はいいますが、こうして見ますと、五臓論や気血水理論に基づいて病態を組み立てるやり方は、西洋医学以上に論理的であるといえます。

事　例

微熱や動悸に悩まされつづける慢性うつ病のHさん（四十八歳・女性）

Hさんはもう三年間も、うつ病に苦しめられています。初めの一年は近所のメンタルクリニックにかかり、抗うつ薬を飲みつづけましたが、五分間診療、主治医が話を聞いてくれない、という半ばお決まりの不満とともに、いつしか通院をしなくなっていました。当院へは、福岡の大学に通っている息子さんの勧めで来院されました。ご主人は四年前に他界されています。

Hさんのうつ病は、そのご主人が亡くなられたあとに発症しました。ご主人が脳卒中で急死されたため、現実をなかなか受け入れることができなかったのと、程なくして息子さんが大学入学のために福岡に移ったことが引き金と思われました。

もともと、しっかりした性格のHさんです。葬式、四十九日など、遺族としてやるべきことを気丈にこなしている姿からは、ご主人がいなくても立派にやっていけるだろうと誰もが思いました。

ところが、ご主人が去り、息子さんが去り、家に一人残されたHさんは、すっかり元気をなくしてしまいました。家から出ようとせず、食事といえばできあいの総菜ばかりです。家族の健康を気遣い、手づくりにこだわっていたかつてのHさんからは想像もつきません。将来を悲観し、眠れなくなり、日々何もやることがなく、すっかり人生の意味を見失ってしまいました。

暮れのある日、帰省した息子さんが母親の変わり果てた姿に驚き、あわててかかりつけの内科医のもとへと連れていきました。しかし、血液検査をしてもレントゲンを撮っても、どこにも異常はありません。内科の主治医は「更年期障害」と診断しました。同時に、メンタルの問題もあるとしてメンタルクリニックを紹介しました。

Hさんも自身の変わり様は十分に自覚しており、少しでも以前のように快活になれるならと、メンタルクリニックを受診することを承諾しました。そのクリニックの先生は、テレビにも出ている有名な人だということで、Hさんも息子さんも大いに期待しました。

病院を訪れてみると、テレビに出ているというだけあって、待合室は大変に混んでいます。それでも妙に患者さんの回転はよく、五分程度の間隔で次から次へと診察室に呼ばれては出てきます。

「ずいぶん短い診察時間だな」と親子二人が顔を見合わせつつも問診票に記入し、一時間ほど待たされたあと、Hさんの名が呼ばれました。診察室では、なんとなくテレビで見覚えのある初老の男性が座っていて、挨拶もなく「初診は十五分です」というやいなや、タイマーのスイッチをポンと指で弾《はじ》きました。

診察は、タイマーのブザーとともに、きっかり十五分で終わりました。医師の質問は、「イエス」か「ノー」をいわせるだけのもので、Hさんに言葉を挟む余地を与えませんでした。すぐにうつ病との診断が下り、処方箋《せん》が発行されました。狐につままれたような感じでしたが、有名な先生ともなるとこんなものか、とHさんも息子さんもひとまず納得して服用を開始しました。

しかし、いくら服用しても、いっこうに改善しません。そのことを訴えようにも、再診はたったの五分です。容赦なくブザーが鳴ります。薬がコロコロと変わるだけで、医師はいっこうに話を聞いてくれません。それでもHさんは医師を信頼し、一年間通いつづけましたが、結局、通院をやめてしまいました。

メンタルクリニックへの通院をやめたころから、Hさんの抑うつ症状に変化が出てきました。抑うつ、不安、不眠、悲哀感、無気力に加え、夢をよく見るようになり、疲労・倦怠、疲れやすい、全身のこりと痛み、四肢のしびれなどが見られるようになりました。Hさんは毎日、溜め息ばかりをつき、相変わらず外出せず、食べたくもない食事をただ義務のように口に運ぶだけでした。

二年を過ぎたころから疲労・倦怠はさらに増し、微熱が続くようになりました。鏡を見るとなんとなく顔が赤く、床につくころになると心臓がドキドキします。ときには、明け方に動悸で目が覚めることもありました。やがて、顔の赤みのほかに、手足のほてり、皮膚の乾燥、目のかすみ、頭痛、耳鳴り、寝汗なども加わってきました。すでに病院に行く気力すらなくしたHさんは、日々、「つらい、つらい」といっては漫然と横になっているだけでした。

息子さんにつき添われて総合病院の内科にも渋々かかりましたが、血液検査、心電図、頭部CT、腹部・胸部レントゲンなど、どれも異常は認められず、医師からは、「安心してください。どこも悪いところはありませんよ」といわれるだけでした。

そんなHさんが、息子さんにつき添われて来院された姿といったら、とても四十八歳には見えませんでした。頬はこけ、皮膚は乾燥し、声に力はなく疲れきっていました。

原因不明の微熱や動悸の正体

うつ病では、微熱が続いたり動悸がしたり、顔や手足がほてったりと、いわゆる熱を持った状態になることがあります。これが長引くと慢性的な疲労・倦怠につながり、ただでさえ落ちている患者さんのＱＯＬ（Quality Of Life＝生活の質）をさらに悪化させてしまいます。

こういう症状は心療内科や精神科の主治医に訴えてもあまり相手にされず、「様子を見ましょう」ですまされることがほとんどです。内科にかかって血液検査をしたり、心電図を調べてもらったりしたとしても、たいていは何の異常も認められず、「心配ありません」といわれて放っておかれるだけです。

この時点で、医師の頭の中では、「検査に異常がなかったのだから、医学的に見て、この人はまったく心配する必要のない健康体だ」という結論が下されていますが、はたして、この結論は正しいでしょうか。もちろん、正しくありません。

この結論には、二つの間違いが含まれています。一つは、「検査に異常がない」＝「正常」という単純な図式です。これは正しくは、「検査で捉《つか》まらない異常が隠れているのかもしれない」と疑ってかかるべきです。もう一つは、「検査で異常がないのだから健康体だ」という、あたかも人間を機械として扱うような考え方です。

検査で異常がなくても、つらいものはつらいとして、人間性を持って患者さんの声に耳を傾けるべきです。たとえ医学的にとるべき手段がないとしても、その訴えに共感しながら聞いてあげるだけで患者さんの気持ちはずいぶんと楽になるはずなのです。Hさんも総合病院の内科にかかりましたが、やはり、「検査に異常はありませんよ。ご安心ください」ですまされてしまいました。

さて、Hさんに見られた微熱、動悸、顔の赤み、手足のほてりなどは、いったい何でしょうか。ほんとうに検査で異常はなかったのでしょうか。

Hさんに見られたような症状を、漢方では、大まかなくくりとして「熱」ととらえます。この「熱」は、うつ病の経過においてよく出現してくるものですが、いつでもランダムに起きるというものではありません。ある一定の時期があり、しかも、それは二通りです。

一つは、「**心肝火旺**」のところでお話ししましたように、うつ病の比較的初期の段階で、全身をめぐる気の滞りが限界に達すると熱に変化し、ゆでだこのようにのぼせたり、顔を真っ赤にしてイライラしたりする状態です。車にたとえると、ガソリンがたっぷりあるときのアクセルの吹かしすぎです。

もう一つは、「心肝火旺」とは対照的に、うつ病が長引いたあげく、全身をめぐる気が枯渇《こかつ》し、それにともなって血も水も消耗して不足してしまい、熱を呈してくる状態です。ガソリンが足りないのにエンジンを空吹かしして、オーバーヒートしたような状態です。とくに、肝気鬱結から心肝火旺となり、気・血・水の消耗が起きて虚熱を呈するような病態を「**肝陽上亢**《じょうこう》」といいます。

慢性うつ病のFさんの例で肝気虚についてお話ししましたが、肝陽上亢は、肝気虚がさらに長引いて、肝の気だけでなく血も水も消耗し、枯渇しつつある状態だといえます。

肝陽上亢は、気・血・水の三つがすべて不足することで、症状としては、皮膚の乾燥、口が渇く、身体が熱っぽい、のぼせ、ほてり、頭のふらつき、目のかすみなどがあります。これが、Hさんの微熱と動悸の正体です。

うつ病を悪化させる肝陽上亢

同じ熱の症状であっても、心肝火旺と肝陽上亢では、その意味づけがまったく異なります。つまり、治療が異なりますので、しっかりと見分けなければなりません。両者の症状の違いは、心肝火旺が急にカッカしたりほてったり、激しい突発的な症状であるのに対して、肝陽上亢は持続性で穏やかな症状がいつまでも続くことです。

穏やかといいましても、つらくないということではありません。むしろ、心肝火旺よりも厄介な一面を持っています。

といいますのも、肝陽上亢では、気・血・水を消耗し、疲弊することによる疲労・倦怠、疲れやすさ、微熱、動悸、やる気の低下などをもたらしますが、これら心身両面における症状はうつ病そのものであり、西洋医学的には、「うつ病がいっこうに改善しない」と見えるからです。

その結果、抗うつ薬の種類や量が増えることにつながりますが、これが問題です。抗うつ薬の持つ鎮静作用、催眠作用、循環抑制作用は、疲労・倦怠、疲れやすさなどをさらに悪化させる可能性があり、かえって血や水の不足、つまり陰虚を助長することにつながりかねないからです。

長い期間にわたって抗うつ薬の服用を続けていると、漢方の効果がなかなか現れてくれないもので、そんな場合は、たいていこのような状態に陥っています。そのため、まず必要な治療は、皮肉にも抗うつ薬を減らすことだったりするのです。

肝陽上亢では、気の消耗としての疲労・倦怠のほかに、血や水の不足による症状も出てきます。具体的には、頭痛、肩こり、耳鳴り、腰や膝がだるい、皮膚が乾く、目がかすむ、目の焦点が合わない、筋肉が痙攣する、寝汗をかくといった症状です。

こうなってきますと、落ち込み感や悲哀感、無気力といった精神の症状よりも、身体にまつわる症状のほうが目立ってきます。実際、身体の症状を訴えて内科の医療機関にかかる方も少なくありません。

肝陽上亢は血液検査やレントゲン、エコー、CTなどでとらえられるものではないので、結局、「異常ありません。ご安心ください」ということになって帰されるか、「ストレスでしょう。心療内科か精神科におかかりください」といわれます。いわれたとおりに心療内科か精神科にかかると、肝陽上亢のような症状は、たいてい、うつ病の身体症状か仮面うつ病と理解されます。「身体症状の背景にはうつ病が隠れている」という考え方です。そこから、「うつ病に付随した身体症状が悪化しているということは、その本体であるうつ病も悪化しているに違いない」という思考になり、結局は抗うつ薬が投与されるのです。その結果、気力と体力の消耗はさらに増し、身も心も疲弊しきってしまいます。まさに、Hさんが初診で来られたときの姿です。

肝陽上亢の治療は滋陰平肝

肝陽上亢は、気・血・水の三者すべてが不足して身体が乾き、微熱を発した状態ですので、これを治すには、不足した気・血・水を補い、肝の熱を冷ますことです。これを「**滋陰平肝**」といいます。「滋陰」とは陰虚を滋養する、「平肝」とは肝を鎮静させる、という意味です。

肝の滋陰を図る生薬には、一四四～一四五ページにまとめたように、地黄《じおう》、何首烏《かしゅう》、枸杞子《くこし》、阿膠《あきょう》、山薬《さんやく》、牛膝《ごしつ》、天門冬《てんもんどう》、鼈甲《べっこう》などがあります。

次に、滋陰平肝の方剤です。代表的な方剤としては、天麻鈎藤飲《てんまこうとういん》、大補陰丸《だいほいんがん》、鼈甲養陰煎《べっこうよういんせん》、杞菊地黄丸《こぎくじおうがん》などがあります。しかし、残念なことに、これらの方剤にはエキス製剤がありません。現在、一三〇種類以上のエキス製剤が保険適用されていますが、滋陰に効果のあるものは、六味丸《ろくみがん》、八味地黄丸《はちみじおうがん》、滋陰降火湯《じいんこうかとう》、滋陰至宝湯《じいんしほうとう》ぐらいしかありません。

ですから、エキス製剤で治療するとなると、これらを組み合わせて使うしかありません。より効果を期待するなら、煎じ薬が中心となります。

Hさんの治療について見ていきましょう。初診のときのHさんは、頬はこけ、皮膚はくすみ乾燥し、声に力はなく疲れきっていました。顔は土気色ですが、微熱があるからでしょう、ほんのり赤みを帯びています。

目は充血ぎみで、お腹を圧してみると全体的に力がなく、とくに臍の下は内臓がないかのように抵抗がありません。これは「**臍下不仁**《せいかふじん》」という状態で、腎が虚したことを表し

肝の滋陰を図る生薬

地黄《じおう》	▶肝と腎を補います。直接に肝の気や血分を補いますし、五臓論で肝と腎は相生の関係、つまり肝が腎に養われる関係にあるので、腎の機能が改善すると自動的に肝もよくなります。とくに、慢性病で消耗・疲弊した気・血・水を補い、微熱として現れる虚熱を冷まします。胃腸の弱い状態では用いることができません。
何首烏《かしゅう》	▶ツルドクダミの根塊です。「ドクダミ」とありますが、ドクダミ科ではなくタデ科の植物で、葉がドクダミに似ていることから、この名がついています。茎はツルのように伸び、根は長く地中を這い、ところどころがこんもりと膨らんでいて、この部分が根塊です。中国では、昔から不老長寿の薬として知られています。何首烏とは六〇歳近くになっても子どもに恵まれなかった人の名前で、山でたまたま何首烏の根塊を採集して食べたところ、数カ月で子どもを授かり、白髪も黒くなり、最終的に一三〇歳まで生きたということです。そんな評判を知ってのことでしょう、日本へは徳川八代将軍吉宗の命により輸入され、全国に広められました。効能は、肝と腎の気・血を補い、めまい、ふらつき、目のかすみ、腰や膝のだるさ、脱毛、白髪などの改善です。
枸杞子《くこし》	▶クコの実を乾燥させたもので、何首烏同様、中国では不老長寿の薬として知られています。杞菊地黄丸《こぎくじおうがん》など、長寿薬といわれる漢方薬には必ずといっていいほど含まれています。清王朝の第６代皇帝の乾隆は、好んでこの枸杞子を食したといわれています。また、薬膳料理には欠かすことができません。噛むと甘苦い風味のある枸杞子が含まれているだけで、薬膳料理の雰囲気が出ます。効能としては、肝と腎、肺の滋陰を図り、薬理学的にも肝機能の改善、血糖降下、脂肪分解作用などが明らかになっています。
阿膠《あきょう》	▶ロバや牛、豚など、哺乳動物の皮膚や骨を煮詰めてつくられる、いわゆる「にかわ」「ゼラチン」のことです。主成分はコラーゲンで、楊貴妃が美容のために使ったといわれています。コラーゲンといえば、アンチ・エイジング全盛の現代にあって花形選手のようなもので、肌の張りを保つとか、関節の痛みや動きを改善するという効果が謳《うた》われ、化粧品や健康食品にたくさん使われています。昔は非常に高価で、位の高

	い女性しか使うことができませんでしたが、いまでは誰でも安く簡単に手に入れることができます。効能は、足りない血液を補う補血、止血、水分の乾燥を潤す潤燥です。温経湯《うんけいとう》や芎帰膠艾湯《きゅうききょうがいとう》、猪苓湯《ちょれいとう》など、血や水のめぐりをよくする方剤によく含まれています。
山薬《さんやく》	▶ヤマイモやナガイモの根茎です。古代の医学書である『神農本草経』では、薬を三つに分類しています。一つは上品《じょうほん》といい、やさしく効いて長く飲みつづけることのできるもの、二つ目が中品《ちゅうほん》で、そこそこやさしく効きますが、使い方によっては毒にもなるもの、三つ目は下品《げほん》で、効き目が強い反面、毒にもなるという薬です。西洋薬には副作用がつきもので、多くが下品ということになるかもしれませんが、この山薬は上品に分類されています。「山にある自然の薬」という意味でその名がつけられたのでしょう。
牛膝《ごしつ》	▶山野の木陰に生えるイノコズチという多年草の根です。一部が牛の膝のように盛り上がっていることから、この名がついています。『神農本草経』では、やはり上品に分類されていて、月経不順や乏尿・無尿、腰や膝の関節の痛みなど、下半身の血と水のめぐりを改善するといわれています。
天門冬《てんもんどう》	▶クサスギカズラというアスパラガスの仲間の根で、滋養強壮、抗菌、鎮咳、利尿に効果があります。
鼈甲《べっこう》	▶スッポンの甲羅を乾燥させたもので土《と》鼈甲ともいいます。かんざしや眼鏡のフレームに使う高級品の鼈甲はウミガメの一種のタイマイの甲羅で、これとは別物です。気・血・水の三者の不足（陰虚）により生じる微熱を抑えてくれたり、肝の蔵血作用を高めてくれたりします。

＊こうして滋陰の生薬を見てみますと、いまでいうアンチ・エイジングに関係する効果が目立つのがおもしろいですね。たしかに、老化というのは、東洋医学的に見ますと、人体の基本的な構成要素である気・血・水が衰え減っていくことですから、滋陰が抗老化につながるのは当然といえるのです。昔の人も私たちと同様、なんとか老化を食いとめようと試行錯誤していたのでしょう。

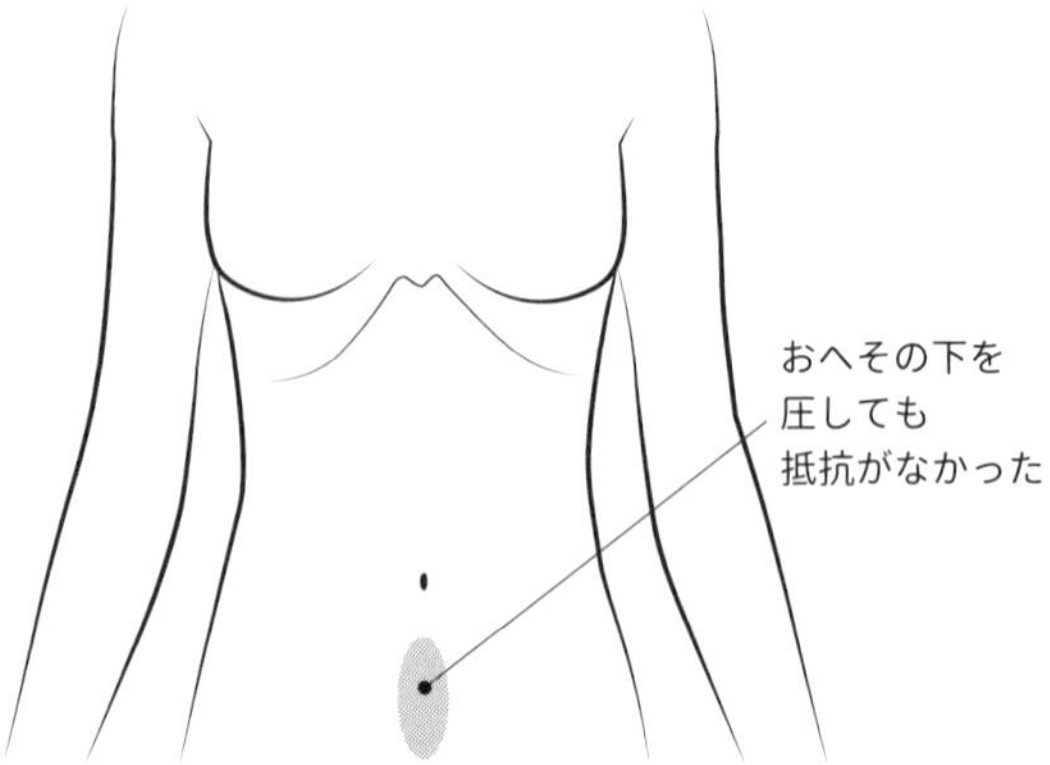

Hさんのお腹の所見

ています。肝は腎に養われていますから、肝が熱を帯びてエネルギーを消耗しすぎると、その供給元である腎も障害されてしまうのです（腎陰虚）。脈は力なく沈んでおり、舌はほてったような紅色で、口内は乾燥して潤いがありません。こういう状態だと、たいていの場合、口臭があります。

　Hさんはエキス製剤での治療を望まれたので、六味丸《ろくみがん》と滋陰降火湯《じいんこうかとう》のエキス製剤を合わせて服用していただきました。六味丸《ろくみがん》は腎陰虚に使用する基本的な薬で、「臍の下を圧しても抵抗がない」というのが処方の目印となります。滋陰降火湯《じいんこうかとう》は腎の陰虚に加え、長引く空咳など、本来は肺の陰虚に使う薬ですが、平肝にも効果があります。

状態に応じて、ほかにもいくつかの方剤を服用していただきましたが、おおむねこの二種類の薬で比較的早期に、顔の赤み、手足のほてり、動悸、頭痛、耳鳴りなどの熱証がとれ、疲労・倦怠、無気力感、不安、悲哀感などが少しずつ改善していきました。滋陰平肝を図ることで熱を冷まし、消耗した気・血・水を補うことができたのだと考えられます。

事　例

還暦を過ぎ、急に元気のなくなったIさん（六十二歳・男性）

Iさんは、大手企業の元役員です。勤勉で努力家、高度成長期の日本を支えた〝団塊の世代〟を地で行くような人でした。たたき上げで役員に就任し、仕事に対するきびしさと、信念を曲げないその強さから「軍曹」と渾名《あだな》されるほどでした。

そんなIさんに変化の兆しが現れたのは、定年退職して一年ほどがたったころです。人生のほぼすべてを会社に捧ささげてきたIさんにとって、会社から離れるということはとてもつらいものでした。子どもたちもすでに独り立ちし、妻と二人で日がな一日過ごすのですが、どうもこれがしっくりきません。

それでも、定年になってまもなくのころは、仕事に関する問い合わせがひんぱんにあったり、部下が訪ねてきてくれたりして、それなりに張り合いのある毎日を過ごしていました。けれども、半年、一年とたつうちに、しだいに訪れる人も減り、Iさんは、すっかり世間から打ち捨てられたような気分になってしまいました。

Iさんの変化は、そんなころ、急にやってきました。まずは、物忘れです。つい数日前に会った人の名前や食べたものを、すぐには思い出せなくなったのです。買い物に出かけても、財布を持っていなかったり、必要なものを買い忘れて帰ってきたりします。それでいて、あとで思い出して自己嫌悪に陥ります。

会話も動作も緩慢で、奥さんからは、急に老け込んでしまったように見えました。頭に靄《もや》がかかったようで、以前のように機転が利かず、何をするにも億劫で疲れてしまいます。

手足が冷え、気分もふさぎ、眠りは浅く、午前五時前に目が覚めます。

Iさんは、そんな自分にがっかりし、しだいに足腰が重く感じるようになったこともあり、外出を避けるようになりました。

加えて、さまざまな身体症状がIさんを襲いました。頭が痛い、お腹が痛い、足が痛い。そのたびに、がんではないか、脳腫瘍ではないかと重大な病気に結びつけ、Iさんは落ち着かなくなりました。

居ても立ってもいられず、医療機関へ行き、頭のCTやお腹のレントゲン検査をうけても何の異常もありません。それでもIさんは安心できず、「重大な病気を見落とされているんじゃないか」と医師を疑ってかかります。

そんなIさんを見て、奥さんは、「この人、ボケてしまったんじゃないかしら」と心配になってきました。あんなに病気を心配していたIさんでしたが、ボケだけは頑強に否定しました。奥さんは嫌がるIさんを引きずるようにして、自宅近くにある大学病院の「物忘れ外来」に連れていきました。

医師の前でも、Iさんは憂鬱そうな表情で背中を丸めています。しかし、認知症の検査で異常は認められません。念のために撮った頭部のＭＲＩでも、年齢相応の変化があるだけでした。医師の診断は、「認知症の心配はないけれども、老人性のうつ病が疑われる」というものでした。薬物療法を勧められましたが、若いころから病気と縁のなかったＩさんは、抗うつ薬や精神安定剤の治療を拒否しました。ならば漢方でと、その医師の紹介で当院に来られたのです。

老人性うつ病の東洋医学的な見方

大学病院での見立てのとおり、Ｉさんはうつ病でした。しかも、Ｉさんの年代に多い老人性うつ病です。

老人性うつ病は「退行期うつ病」とも呼ばれ、いくつかの特徴があります。

まず、Ｉさんのように身体の症状を多く訴え、しかも、それをがんなどの深刻な病気と結びつけて考えるという心気症の状態になりやすいことがあげられます。老人性うつ病の六～七割にこの症状が現れます。また、不安や焦燥感が強く、情緒は不安定で、自殺しようとしたりします。

妄想もよく見られます。多いのは、何の根拠もないのに自分が貧乏になってしまうと感じる貧困妄想、自分は罪深い人間だと感じる罪業妄想《ざいごう》です。こうした妄想が強く出ると、認知症や妄想性障害と間違われることがあるので注意しなければなりません。

そんな老人性うつ病を東洋医学的に見ると、どうなるでしょうか。これまで、五臓論の肝が重要であるとお話ししてきましたが、**老人性うつ病では、肝以上に腎の機能**を考慮に入れなければなりません。

では、腎とは何でしょうか。西洋医学でいう腎臓は、背中の真ん中あたり、左右に一つずつあるソラマメのような形をした臓器です。おもに尿の生成を行っていますが、東洋医学でいう腎とは、これよりもかなり広い概念です。尿の生成、すなわち水の循環に加え、成長・発育・加齢・生殖を司るものと考えられています。

腎が機能するもとになる力が、「**精**」という生命エネルギーです。精には二つあり、生まれつき備わっている「先天の精」と、食べ物の消化・吸収によってつくりだされる「後天の精」です。前者と後者がたえず供給される形で精が成り立っています。頑強で活発で子だくさんの人は、先天の精、後天の精ともに旺盛で、生命力に溢れて見えます。いっぽう、虚弱で胃腸が弱く、年よりも老けて見えるような人は、どちらの精も乏しいのです。年をとってくると、先天の精も後天の精も衰えてきます。先天の精は成育の過程で少しずつ消費されますし、補充される後天の精も、加齢による五臓の機能の劣化で足りなくなってくるのです。

こうして腎の機能が衰えてくると、「**腎虚**」という状態になります。その結果、白髪や脱毛、歯が抜ける、背骨が曲がる、骨粗鬆症《こつそしょうしょう》になる、関節が変形して痛みが出る、皮膚にシミや皺《しわ》ができる、筋力が衰える、老眼になる、白内障になる、動脈硬化が進む、耳が遠くなる、尿が近くなる、早朝に目覚める、生理が終わるなど、老化にともなうありとあらゆる症状が出てきます。

腎虚は、身体面だけではありません。精神面でも、無気力、物忘れ、記憶力の低下、性格の変化、認知症など、脳の機能低下の症状として現れます。また、五臓論では、腎は肝を養う相生関係にありますので、腎の機能が衰えると、おのずと肝にも悪影響が出て、抑うつ、無気力、不安、焦燥、心気症などの症状を呈してきます。

このように、加齢からくる腎の機能低下がまずあって、それが肝へも波及して抑うつ症状を呈するのが、東洋医学的に見た老人性うつ病です。

腎虚の治療は補腎益精

腎虚では、足りなくなった精を補うことが大事です。これを「**補腎益精**《ほじんえきせい》」といいます。生薬には、鹿茸《ろくじょう》、紫河車《しかしゃ》、地黄《じおう》、何首烏《かしゅう》、枸杞子《くこし》、山茱萸《さんしゅゆ》、蓮肉《れんにく》、牛膝《ごしつ》などがあります。

補腎益精の方剤としては、六味丸《ろくみがん》、八味地黄丸《はちみじおうがん》、牛車腎気丸《ごしゃじんきがん》などがあります。六味丸《ろくみがん》は補腎益精の基本となる薬で、地黄《じおう》、山茱萸《さんしゅゆ》、山薬《さんやく》、牡丹皮《ぼたんぴ》、沢瀉《たくしゃ》、茯苓《ぶくりょう》の六つの生薬で構成されています。地黄《じおう》、山茱萸《さんしゅゆ》、山薬《さんやく》が補腎益精の主役となる生薬で、牡丹皮《ぼたんぴ》、沢瀉《たくしゃ》、茯《ぶく》苓《りょう》で熱を冷まし、水のめぐりをよくします。

この六味丸《ろくみがん》に附子《ぶし》と桂皮《けいひ》を加えたものが八味地黄丸《はちみじおうがん》です。腎虚に冷えや寒けをともなったときに使います。また、八味地黄丸《はちみじおうがん》に牛膝《ごしつ》、車前子《しゃぜんし》を加えたものが牛車腎気丸《ごしゃじんきがん》で、腎虚にむくみをともなう場合に用います。

さて、Ｉさんの治療ですが、八味地黄丸《はちみじおうがん》をしばらくのあいだ飲んでいただきました。はじめの三カ月ほどは何の変化も現れず、ご本人からも奥さんからも、「ほんとうにこれで

腎虚を癒す生薬

鹿茸《ろくじょう》	▶若い雄鹿の生育途上の角で、生え変わりの春に採取されたものです。滋養強壮、造血、性機能の回復、記憶力の向上などの効果があるといわれており、不妊症、小児の発育不全、貧血、めまい、更年期障害、低血圧などの病気に昔から用いられてきました。
紫河車《しかしゃ》	▶人の胎盤を乾燥したものです。「えっ、胎盤？」と思われるかもしれませんが、女性ホルモンやプロラクチン、甲状腺刺激ホルモンなどを含む胎盤は、現代医学でも効果が証明されています。巷《ちまた》では「プラセンタ」として女性のあいだで人気が高く、冷え、肌荒れ、疲労・倦怠、月経不順、生理痛、更年期障害などに使われています。肝機能の改善目的では、保険適応も認められています。紫河車は、そのプラセンタよりもはるか昔に胎盤の効能を先取りしたものといえ、滋養強壮、造血、不妊、性機能の回復などに昔から用いられてきました。
地黄《じおう》	▶加齢という点からすると、若返りの生薬ということができます。ゴマノハグサ科のジオウの根です。昔は現代に比べて平均寿命が格段に短く、老いというものに対する危機感はいま以上であったでしょうから、地黄をはじめ、補腎益精の生薬を利用した漢方薬がたくさんつくられたのだと思われます。それは中国のみならず日本でも同じことで、かつて奈良県には地黄の一大産地があり、地黄町という地名がいまでも残っているくらいです。老いを克服したいという願いは、いまも昔も変わらないのです。
蓮肉《れんにく》	▶スイレン科の蓮《はす》の種子を乾燥させたものです。滋養強壮、鎮静、消化吸収の改善作用があり、薬理学的には、胃や腸など平滑筋の弛緩作用が認められています。蓮といえば、如来像の台座として蓮の花（蓮華）が描かれるように、仏教ではとても大事なものとして位置づけられています。これは、蓮が泥の中から出るのに大変美しい花を咲かせるという清らかなイメージによるといわれています。加えて、生命力がとても強く、二千年前の遺跡から出土した蓮の実が発芽したという記録も残っています。この生命力の強さが、腎と精を補うということのもとになっているのです。

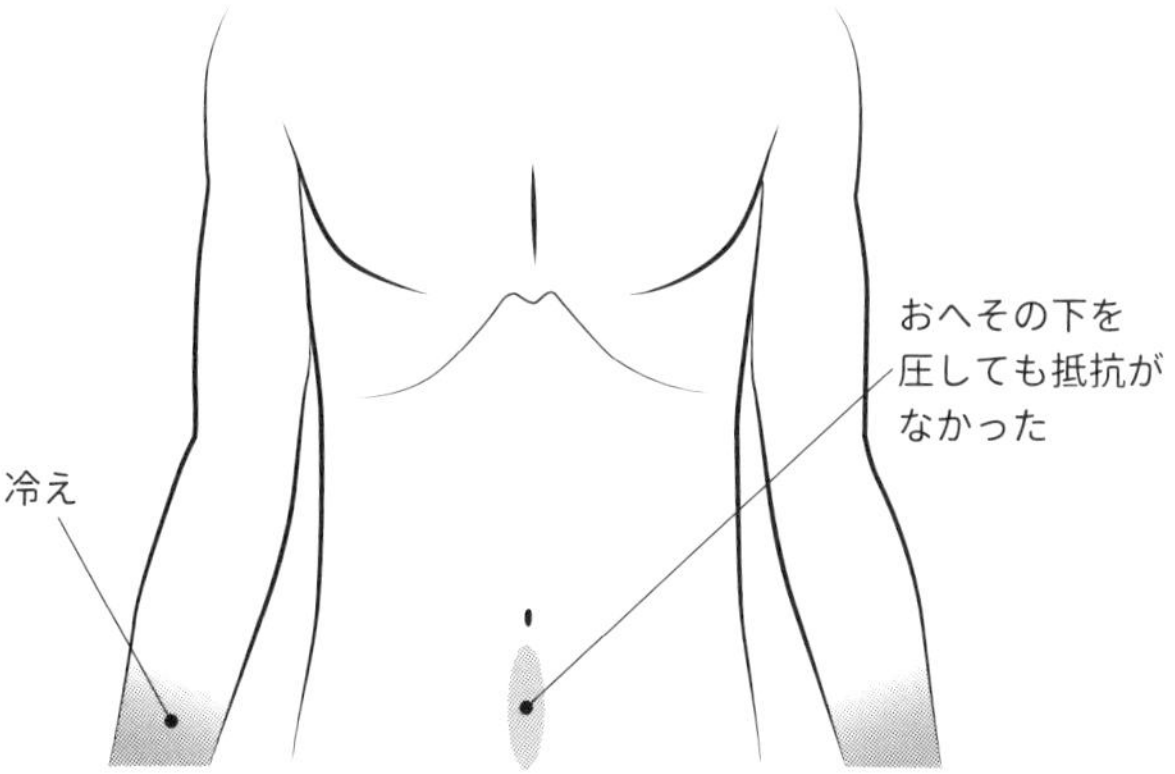

Iさんのお腹の所見

いいんですか？」と疑いの目を向けられました。

　私自身も少々不安になり、何度となく証を取り直してみましたが、下腹部にぽっかりと穴のあいたような「少腹不仁」という徴候と手足の冷えがはっきりと現れています。これはHさんにも見られた徴候で、六味丸《ろくみがん》や八味《はちみ》地黄丸《じおうがん》を使う目印となりますが、冷えをともなう場合は後者です。ですから、「いつか効いてくれるだろう」と先人の教えを信じ、決して処方は変えませんでした。

　三カ月目に現れた最初の変化は、早朝、尿意で目覚めることが減ったということでした。眠りが深くなったということでIさんは大変喜ばれ、これが地道に漢方を続けていく動機になりました。

次に、身体のいろいろな場所の痛みが軽くなりました。それにともない、日々の行動に落ち着きが出てきて、以前はそわそわしてとうてい読めなかった新聞や小説にも目を通すことができるようになりました。死を考えるほどに落ち込むこともなく、奥さんとの会話も弾むようになりました。ときには笑顔も見られるくらいです。

腎虚は加齢による変化です。ということは、自然の摂理でもあり、逆らうことはできません。ですから、Ｉさんはこれからも服薬を続けなければならず、場合によっては死ぬまで漢方薬が必要なのかもしれません。でも、漢方薬は西洋薬と違って危険な副作用はほとんどありませんので、Ｉさんのような老人性うつ病の方でも安心して飲みつづけることができるのです。

事例

朝、起きることができなくて学校に行けないJさん（十四歳・女性）

Jさんはもともとやせ型で、小学生のころは、朝礼の最中に倒れてしまうようなひ弱な女の子でした。けれども、華奢《きゃしゃ》な外見によらず性格はがんばり屋で、虚弱な自分を克服しようと、中学生になってからは陸上部に入部し、毎日練習に励んでいました。

陸上部は全国大会に出るような強豪です。先生の指導もきびしく、Jさんには無理がありましたが、せっかく始めたのだからと、Jさんはまわりに少しでも追いつこうとがんばりました。

しかし、実際はついていくのがやっとでした。部活を終えて帰宅するや、着替えもせずにソファに倒れ込みます。母親に起こされ、やっとの思いで夕飯を食べ、入浴をすませると、宿題をする気力もなくベッドに倒れ込んでしまいます。土日も練習で、疲労をとる暇もありません。でも、Ｊさんは決して弱音を吐きません。身体を引きずるようにして毎朝出かけていきます。

そんな生活が、一学期のあいだ続きました。Ｊさんに明らかな変化が見られはじめたのは、部活の練習がいちだんときびしさを増した、夏休みに入ってからのことでした。

まず、朝、起きられなくなりました。目覚まし時計だけではぴくりとも動かず、母親に何度も揺り動かされてやっと目を開きます。でも、頭がぼーっとして、身体を起こすことができず、すぐにまた眠ってしまいます。

当然、朝の練習には出かけられません。昼ごろになってやっと起きてきたＪさんは、「どうして起こしてくれなかったの」と母親に食ってかかります。そう、母親が揺り起こしてくれたのを覚えていないのです。

次に現れた変化は、食欲不振と吐き気、腹痛、頭痛でした。朝ご飯を食べる気になれず、食べても吐き気がします。腹痛に加えて下痢になり、トイレにこもりっきりの日も少なくありません。もう練習どころではありません。

さらに、めまいと立ちくらみが起きるようになりました。家にいても、ほんの少し立ったり座ったりするだけで血の気が引いて倒れそうになり、しだいにソファやベッドで寝て過ごすことが多くなりました。Jさんは、そんな自分が情けなくてしかたがありません。

このような変化は、不思議なことに、夕方から夜にかけては嘘のように改善するのでした。夕飯はごく普通に食べられますし、顔色や表情もいつものJさんです。夜、外出先でたまたま会った部活の友人などは、Jさんが部活に来ないのは仮病ではないかと疑うほどです。それが悔しくて、Jさんは、「明日こそは早起きして練習に出かけよう」と決心するのですが、翌朝になると別人のように身体が動かず、気力もなく、結局、練習には出かけられません。

そんなJさんを心配して、家族が一緒に近所のかかりつけの内科医を訪れました。しかし、血液検査をしても異常はなく、「精神的なものだろう」とメンタルクリニックを紹介されました。そのメンタルクリニックで「部活のストレスからくるうつ病」と診断され、抗うつ薬を処方されたのです。

でも、家族はその診断に疑問を抱きました。夕方から夜にかけてのJさんを見ていると、とても落ち込んでいるようには見えません。いつもと変わりない、がんばり屋のJさんです。とても抗うつ薬を服用させる気にはなれませんでした。

今度は、総合病院の小児科を訪れました。そこで受けた診断が、「起立性調節障害」でした。父親も母親もその病名は初耳でしたが、医師から見せられた診断基準には、「朝、起きることができない」「頭痛」「めまい・立ちくらみ」「腹痛」「朝の調子が悪い」など、Jさんに見られる症状がそのまま書いてあります。

医師は、「この病気は血圧が低いことによる病気である」と説明し、治療は血圧を上げる薬を朝と夕方に服用するとのことでした。

診断に納得し、Jさんは薬を飲みはじめました。ところが、血圧を上げる薬をいくら飲んでも、いっこうに改善の兆しがありません。医師に相談しても、「それ以外の治療法はないので、とにかく服用を続けるように」としかいわれませんでした。

結局、三カ月間服用しても、なんの改善もありませんでした。困り果てたJさんとご家族は、藁をもつかむ思いで漢方治療を求め、来院されました。

うつ病とよく似た症状の起立性調節障害

結論からいいますと、Jさんはうつ病ではありません。起立性調節障害という成長期に特有の病気です。うつ病と症状がよく似ているため、ここにご紹介したしだいです。

起立性調節障害は、一般中学生の約一割、小児科を受診する中学生の約二割を占めるといわれるくらい頻度の高い疾患で、成長期の自律神経の調節不全が原因であるといわれています。自律神経とは、呼吸や体温、心臓の動きなど、私たちが意識をしなくても動いている身体の機能をコントロールしている神経です。その自律神経の機能が、思春期の急な背の伸びについていけなくなるのです。

症状は、低血圧、めまい、立ちくらみ、朝起き不良、乗物酔いをしやすい、頭痛、腹痛、疲労・倦怠、疲れやすいなどで、しばしば不登校の原因となります。思春期は、進学や受験など、重要なライフイベントが控えており、その後の人生に多大な影響をおよぼす時期です。そうしたライフイベントを、この病気があることにより乗り越えられず、人生に大きな狂いを生じさせることも少なくありません。その意味で、見過ごすことのできない疾患です。成人型に移行する例もあります。

起立性調節障害のどういう点がうつ病と似ているかといいますと、朝は調子が悪く起きられない、疲労・倦怠、疲れやすい、無気力、学校に行けないなどの症状です。起立性調節障害という病気自体が、小児科や一部の専門家のあいだでしか認識されていないということもあり、内科を受診しても血液検査や心電図で異常は認められず、Jさんのように「心の問題でしょう」などといわれてしまいます。

内科の医師ですらこのような状況なのですから、身体病変の知識に乏しい精神科やメンタルクリニックでは、なおさら、うつ病と誤診されかねないといっても過言ではありません。

起立性調節障害なのに、うつ病としてしまうと、治療において大きな問題が生じます。うつ病とすると、当然、抗うつ薬や精神安定剤が処方されます。これらの薬には、心臓の機能を弱めたり（循環抑制）、筋肉を弛緩させる作用があります。そうしますと、ただでさえ血圧の低い患者さんの血圧をさらに低くしますし、筋肉に力が入りませんので全身の疲労・倦怠を強めてしまいます。つまり、起立性調節障害の症状を悪化させることになります。

さらによくないことには、起立性調節障害についての知識のない医師がこのような状態を診ると、「うつ病が改善しない」または「悪化した」と判断してしまうのです。すると、さらに抗うつ薬や精神安定剤の量が増え、結果、起立性調節障害をいっそう悪化させるという悪循環に陥ります。

私のクリニックでは、起立性調節障害の専門外来を設けていますのでたくさんの患者さんが来られますが、向精神薬を何種類も処方され、症状が悪化してしまっている例がかなり見受けられます。治療は、まずこれらの薬を減らすことから始まります。

起立性調節障害の漢方治療

先ほどもお話ししましたように、起立性調節障害の一般的な薬物療法は昇圧剤の内服ですが、これらの薬だけではなかなか改善しないのが現実です。むしろ、漢方薬のほうが効果的です。

起立性調節障害という病名はごく新しいもので、ここ数年のうちにやっと注目されるようになったにすぎませんが、もちろん、このような病像ははるか昔から存在していました。

「虚弱体質」がそれです。かつては、顔色が青白く、やせ型で、すぐに疲れるような人がそう呼ばれていました。虚弱体質には、昔から滋養強壮の漢方薬がごく一般的に使われていましたので、当然、起立性調節障害にも漢方薬が効くというわけです。

起立性調節障害を東洋医学的に見ると、**「気虚」**にあたります。気虚とは、全身をめぐる気の量が少なくなり、種々の機能が低下してくる状態です。生命活動の根源的なエネルギーである気の量が不足すると、心身のすべての活動力が低下し、疲れやすい、だるい、やる気が出ないなどの症状が現れます。また、必ずといっていいほど消化器の機能が同時に低下します（脾胃の気虚）。

起立性調節障害の漢方治療は、この気虚を改善することになります。気はおもに食べ物によって補充されますので、まず、消化機能を正常化することから始めます。そして、気虚にともない低下してくる血や水のめぐりの滞りを調整し、徐々に滋養強壮を図っていくのです。

気を直接的に補う生薬としては、黄耆《おうぎ》や人参《にんじん》があります。治療に使う方剤としては、これらを多く含む六君子湯《りっくんしとう》、四君子湯《しくんしとう》、補中益気湯《ほちゅうえっきとう》、人参湯《にんじんとう》、黄耆建中湯《おうぎけんちゅうとう》などです。

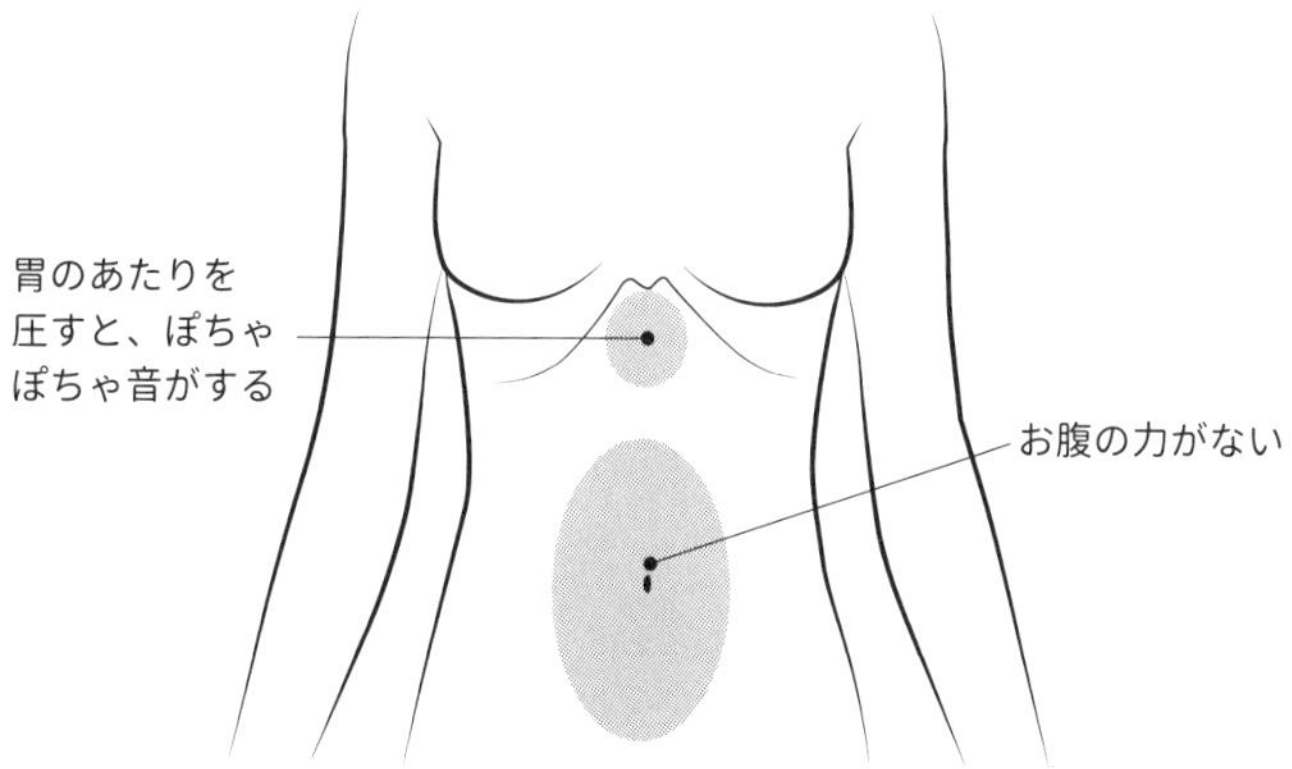
胃のあたりを
圧すと、ぽちゃ
ぽちゃ音がする
お腹の力がない

Jさんのお腹の所見

さて、Jさんの治療ですが、最初に、起立性調節障害の診断を正確に行うため、血圧と脈拍を測定しました。起立性調節障害の血圧の検査は起立試験といって、特殊な測り方をします。

まず、ベッドに横たわっていただき、十分間安静を保ちます。その後、寝ている状態のまま血圧と脈拍を測定し、すぐに立っていただき、起立直後、起立後一分、三分、五分、七分、十分の血圧と脈拍を測ります。

Jさんの起立試験の結果は、寝ても立ってもずいぶんと血圧が低く、さらに、立ち上がったあとの脈拍の増加が特徴的でした。寝ていると一分間に八〇回であった脈拍が、起立

治療前後のＪさんの起立試験の結果

	治療前			治療後		
	血圧 (mmHg)	脈圧	脈拍 (/min)	血圧 (mmHg)	脈圧	脈拍 (/min)
安静臥位	92/52	33	80	105/55	50	103
起立直後	98/67	31	102	104/78	26	108
起立後1分	94/72	22	110	98/71	27	116
起立後3分	92/78	14	119	103/76	27	120
起立後5分	90/76	14	122	104/80	24	116
起立後7分	90/70	20	120	107/83	24	118
起立後10分	94/72	22	116	108/70	38	109

後七分には一二〇回まで増加しています。これは、五〇メートルを全力で走ったあとの脈拍の程度に相当し、身体にはかなりの負担です。この結果と症状は診断基準を満たしています。

また、訴えをよく聞いてみますと、やる気が出ない、朝の調子が悪い、疲れやすいなど、うつ病を思わせる症状はあるものの、それはあくまでもめまいや頭痛、吐き気、腹痛といった症状がつらいからであり、朝起きることさえできれば、学校へは行きたい、部活には出たいという希望を持っていました。これは、意欲や感情が障害されるうつ病とは明らかに違う心理傾向です。これらのことから、Ｊさんはうつ病ではなく起立性調節障害であると診断することができました。

診察をさせていただくと、お腹全体に力がなく、胃のあたりを圧すとぽちゃぽちゃ音がします。これは胃腸の機能の衰えの現れであり、そのために元気がなくなり、めまいや立ちくらみがするという気虚になっていると考えられました。

さて、治療です。すでに昇圧剤は服用されていたので、これは引きつづき飲んでいただきました。方剤は、めまいをともなう脾胃の気虚に使う半夏白朮天麻湯《はんげびゃくじゅつてんまとう》です。

二週間後、Jさんは、めまいと立ちくらみが軽くなってきました。さらに二週間後、食欲も出てきて、朝ごはんを食べることができるようになりました。頭痛や腹痛も減り、少しずつ元気が出てきました。脾胃の機能が回復しはじめ、食べ物からの気の吸収がうまくいくようになったのです。

その後、どんなに揺り起こされても決して目を覚まさなかったのに、朝起きることができるようになってきました。遅刻がちではありますが学校に行けるようになり、部活にも参加することができるようになりました。ただ、あまりに激しい運動は、再び気力と体力の消耗を助長しますので、陸上部の顧問の先生宛《あ》てに診断書を書いて、Jさんにとって無理のない範囲で指導していただけるようお願いしました。

約半年間の治療で、Ｊさんは普通に朝起きられるようになり、症状からも解放されました。治療前後の起立試験の結果を比較しますと、血圧が上がり、起立後に頻脈になる程度が小さくなっているのがおわかりいただけると思います。

もし、Ｊさんがメンタルクリニックなどの精神科を受診していたら、うつ病と診断されていたかもしれません。すると、抗うつ薬の副作用によってさらに症状が悪化し、学校や部活に行けるようにはならなかったと思われます。

世間ではよく、子どものうつが多くなった、とマスコミで取り上げられています。しかし、そのなかには、Ｊさんのような起立性調節障害が少なからず紛れ込んでいることでしょう。かたや、起立性調節障害は、まだまだみなさんに知れわたっているとはいえません。

起立性調節障害とうつ病の治療は根本的に異なります。しっかりと区別してかからないと混同してしまいます。患者さんとそのご家族だけでなく、医師の側もこのことについて正しい知識を持つべきでしょう。

第4章

自分でできる、うつの漢方診断法

医者にかかる前にできること

第3章までのお話で、漢方薬がどのような考え方に基づいているか、どんなふうに診察されるのか、そして、いかにうつ病に効果があるかがおわかりいただけたと思います。

ここまでは、うつ病を漢方薬で治すにあたって、専門家はこのように考えますよ、というお話でした。なにぶん、東洋医学の理論は難しいですし、脈やお腹の徴候にしても、熟練した医師でなければとても正確に把握しきれるものではありません。本格的に漢方治療を受けようとするなら、やはりきちんとした医師の診察を受けるべきです。第3章までは、その際の参考にしていただけたらと思います。

では、漢方は医師だけのものなのでしょうか。いいえ、そんなことはありません。そもそも、漢方はその生い立ちをたどっていきますと、いろいろな地域に根差した民間療法に行きあたります。漢方のバイブルともいうべき『傷寒論《しょうかんろん》』という書物でさえ例外ではありません。これを書いたとされる張仲景という人は役人で、医師ではありませんでした。当時流行していた疫病により一族の二〇〇名以上を失い、このことを憂いて志を立て、各地をめぐり、優れた処方を集めてまわったのです。それが、いまもって最重要とされる漢方の教科書になっているのです。

わが国に目を転じましても、富山の置き薬しかりです。いまはめずらしくなりましたが、ほんの数十年前までは、行商の薬屋さんが定期的に各家庭を訪れ、何もいわなくても薬箱に漢方薬を補充していったものです。

このように、そもそも民間薬であった漢方なら、現代に生きる私たちも、医者にかかる前に使ってみない手はありません。副作用など心配しなくてもいいのですから、もっと身近に漢方を感じてみようではありませんか。

では、うつ病には、いったいどのような漢方を選べばいいのでしょうか。いろいろなタイプがあり、また病期があります。医者にかからず、適切な漢方を決めるには、どうすればいいのでしょうか。

ここが問題なのです。巷に漢方の指南本は数多《あまた》あり、ドラッグストアに行けば、たくさんの漢方エキス製剤が棚に並んでいます。けれども、ことうつ病に関しては、くわしく書かれた本が多くは見当たらないのです。

私のクリニックにも、市販の漢方薬をたずさえて来られる方がちらほらおられますが、たいていは間違ったものを服用されています。お話をうかがってみると、パッケージに書かれた一行程度の効能書き、「落ち込みに」とか「イライラに」といったものを頼りに買われています。どうも、それが実情のようです。

本書の目的の一つは、このような方々の手助けとなることです。専門家のようにとはいかなくても、ある程度、自分自身で証を立てることができ、少しでも適切な漢方薬に近づくことができれば、こんなすばらしいことはありません。

第4章以降は、みなさんが医療機関にかかられる前、つまり、セルフケアの一環として漢方を使われてみようというときに、少しでも正しい方剤の選択に近づけるよう書いてみました。具体的には、漢方薬、食養生についてご紹介します。

自分で証を立てるための二つのものさし

前にもお話ししましたように、証とは、ある漢方薬が効くための、身体に現れる一定の徴候のことです。漢方薬の選択は、病名ではなく、この証によって決められます。

証を決めることを、「証を立てる」といいます。医者は、証を立てるために、望聞問切《ぼうぶんもんせつ》、すなわち、「望＝見る」「聞＝聞く」「問＝会話する」「切＝触る」ということを行います。そのなかで、虚実、寒熱、表裏、陰陽、六病位、気・血・水、五臓六腑を見分け、見立てに合った漢方薬を選択するのです。

まず、みなさんが、自分の証を立てるにあたってのものさしを決めたいと思います。専門的にはいろいろなものがありますが、ここでは、比較的わかりやすく、なおかつうつ病の漢方選択に不可欠な**五臓**と**虚実**だけを取り上げたいと思います。

たったの二つです。それだけで大丈夫かと思われるかもしれませんが、**五臓**は漢方によってうつ病を理解するための核心部分ですし、**虚実**は証を立てるための基本中の基本です。この二つを知るだけで、かなりの部分、正しい証に近づくことができます。

次からはチェックリストになっています。

思いあたる質問にチェックを入れていただき、**チェックの数の多いところが、いまのあなたの状態を表しています**。さあ、やってみましょう。

自分で診断するコツ①＝まず、五臓を知る

うつ病を東洋医学的に理解するうえで、「**五臓を知る**」ことがもっとも大切になります。五臓については、すでに第２章で説明していますので、くわしくはそちらをご参照いただくとして、ここではうつ病と五臓の関係について少しお話ししておきたいと思います。

うつ病にはいくつかのタイプがあります。落ち込みばかりが目立つものもあれば、不安やイライラがおもな症状であったり、あるいは、頭痛や腹痛など、身体の症状が前面に出てくるものもあります。

このように、うつ病の症状は多彩ですが、これらがまったく無秩序に現れるということはありません。いくつかのグループをかたちづくって出現してくる傾向にあります。そしてこれが、興味深いことに、五臓である「**肝・心・脾・肺・腎**」の機能的な障害と結びつくのです。

事例のところでもあげましたように、うつ病のタイプを五臓に振り分けることができます。この振り分けは、専門的には、肝気鬱結、心肝火旺、肝陽上亢などの病態を考えますが、ここではわかりやすく、五臓の名前を頂戴して、「肝のうつ」「心のうつ」「脾のうつ」

「肺のうつ」「腎のうつ」と名づけます。ただし、うつ病の症状と肺の機能は結びつきが強くありませんので、「肺のうつ」は除外します。実際には四つのタイプです。

それぞれがどういううつかといいますと、「**肝のうつ**」は気の流れが滞るタイプ、「**心のうつ**」は気の流れが逆上するタイプ、「**脾のうつ**」は気の流れそのものが足りなくなるタイプ、「**腎のうつ**」は気・血・水が全面的に消耗し減ってしまうタイプです。これら四つのタイプには、「憂鬱だ」「億劫だ」などの感情と意欲、思考の障害が共通の症状としてあります。

これらは、つねに固定しているというものではありません。時期によって、また状態によって、移行したり重なったりします。たとえば、時間の経過とともに「肝のうつ」から「心のうつ」へ変わることもあれば、「肝のうつ」と「脾のうつ」が同時に存在することもあります。

それに応じて、治療も「肝のうつ」の薬から「心のうつ」の薬へと変更したり、「肝のうつ」の薬と「脾のうつ」の薬を併用したりします。

うつ病は、意外にも複雑に症状が変化するのです。**いまの時点でのご自身のうつがど**

のタイプなのか、つねに把握し、時に応じた適切な漢方薬を選択することができるようにしておくことが大切です。

では、次ページからチェックしてみましょう。

下の８つの項目に、あなたがあてはまるか
どうかをチェックしてみてください。

半分以上にチェックがついた方は、
うつ状態の疑いがあります。

左のページに進んで、

「肝のうつ」

「心のうつ」

「脾のうつ」

「腎のうつ」

を一つずつチェックしてください。

- □ 憂鬱だ
- □ 自信がない
- □ 自己嫌悪に陥る
- □ 趣味などへの興味が湧かない
- □ 理由もなく悲しくなる
- □ 何事も億劫だ
- □ 集中力が湧かない
- □ 考えがまとまらない

P178〜179は、肝・心・脾・腎のうつのうち、
チェック数の多いうつが
いまのあなたの状態です。

肝のうつ

- □ つねに身体が緊張している
- □ 気持ちが張りつめていて、リラックスした感じがない
- □ 身体のあちこちに痛みや痙攣がある
- □ 息苦しい
- □ よく溜め息をつく
- □ 頭痛や肩こりがある
- □ 喉や胸が詰まった感じがする
- □ 胸や脇腹がよく痛む
- □ お腹が張って苦しい
- □ 腹痛がする
- □ 便秘や下痢になりやすい
- □ 月経不順、生理痛がある（女性のみ）

心のうつ

- □ イライラする
- □ 怒りっぽい
- □ ちょっとした物音や人の言動が気になる
- □ 些細なことでも不安でしかたがない
- □ 発作的に不安になり、居ても立ってもいられなくなる
- □ 寝つきが悪い、眠りが浅い、すぐに目が覚める
- □ 顔がのぼせる
- □ 目が充血している
- □ 口の中が苦い
- □ 動悸がする
- □ 耳鳴りや激しい頭痛、眼痛がある
- □ 月経が早くなったり、不正出血がある（女性のみ）

脾のうつ

- □ もともと胃腸が弱い
- □ 胃のあたりが痛い
- □ 胃がムカムカし、吐き気や嘔吐がある
- □ げっぷやしゃっくりがよく出る
- □ 食欲がないか、あってもすぐにお腹がいっぱいになる
- □ お腹がよく鳴ったり、おならがよく出る
- □ 便が細い、残便感、排便痛がある
- □ 下痢が多い
- □ 疲れやすい
- □ 手足がだるい
- □ 日中、よく眠くなり、横になっていることが多い
- □ 気力が湧かない

腎のうつ

- □ 微熱が出る
- □ 身体が熱っぽく、手足がほてる
- □ 肌の乾燥やかゆみがある
- □ 寝汗をよくかく
- □ 口の中が乾燥して水分をほしがる
- □ 目がかすんだり、乾いたり、視力が落ちた感じがする
- □ 身体がだるい
- □ 少し動くとすぐに疲れる
- □ もの覚えが悪くなった
- □ 持続性の頭痛や耳鳴りがある
- □ 性欲がない
- □ 月経が遅れたり、なかったりする（女性のみ）

自分で診断するコツ②＝次に、虚実を知る

虚実は、一般的には、病気に対する抵抗力の多寡《たか》をいいます。体質の強弱といいかえてもさしつかえありません。骨太で筋肉隆々、体力の充実した「**実証**」の人は病気にかかりにくいものですが、やせぎすで虚弱な「**虚証**」の人はすぐに病気に負けてしまいます。うつ病に関して大切なことは、虚実の違いによって、その進行のしかた、症状の出方に違いが出ることです。

くわしくは次章に譲るとして、早速、あなたが「実証」か「虚証」か、あるいは「中間証」か、チェックしてみましょう。

実証タイプ

- □ 骨太で筋肉がしっかりついている
- □ 顔色がよく、肌につやがある
- □ 声が大きい
- □ ちょっと動いたくらいでは疲れない
- □ 食欲があり、胃腸は丈夫
- □ 便秘のときはお腹が張って苦しく、便は硬い
- □ 動作は機敏だ
- □ どちらかというと暑がりだ
- □ 大股でしっかり歩く
- □ 首が太く、いかり肩

虚証タイプ

- □ 線が細く、なよなよしている
- □ 顔は青白く、肌は乾燥ぎみ
- □ 声がか細い
- □ ちょっと動いただけで疲れる
- □ 食欲がない。すぐにお腹を壊す
- □ 下痢をしやすい
- □ 動作は緩慢だ
- □ どちらかというと寒がりだ
- □ 小股で力なく歩く
- □ 首が細く、なで肩

〈チェックリストの判定法〉

チェックした数がより多いほうが、あなたのタイプです。

両者とも空欄が多かったり、チェックの数の差が2以下の場合は、実証でも虚証でもない、中間証になります。

以上でチェックは終わりです。ここまでで、あなたがどのタイプのうつ病か、体質的に虚か実かの見分けがなされました。いいかえれば、これでおおよその証が立ったのです。

次の章では、いま立てた証をもとに、さらに絞り込みを行っていきます。具体的には、うつのタイプ別に、虚証・中間証・実証ごとに、より適切な漢方薬へと近づけるようにします。

また、薬膳は、漢方薬と併用するとより効果がありますので、大いに活用していただきたいと思います。

最後に、参考として、さまざまな身体症状の原因となる血と水の異常について、チェックリストと薬をあげています。

注意点としましては、複数のうつのタイプにあてはまる方は、そのすべてに目を通してください。また、うつのタイプは時とともに変化する可能性がありますので、月に一度くらいはチェックしなおすことをお勧めします。

なお、次章以降であげました漢方薬は、ドラッグストアなどで購入できるエキス製剤です（複数服用すると副作用の心配があるので、できるだけ一種類の服用をお勧めします）。

第5章

自分でできる、うつの漢方養生法

肝のうつ（うつうつタイプ）の養生

【漢方薬の選び方編】

肝は、気血の供給を調整し、精神や情緒、血液の流れをのびやかに保ちます。流れをスムーズにするのが肝の基本的な機能です。

肝の病的な状態をひと言で表せば、「滞る」です。気の流れが滞れば、憂鬱、くよくよする、ちょっとしたことが気にかかる、喉が詰まる、胸が圧迫される、息苦しいなどの症状が出ます。また、血の流れが滞れば、筋肉の緊張、痙攣、頭痛や肩こり、月経不順などが出てきます。

情緒的な落ち込み感が前面に出ますので、「うつうつタイプ」とも呼ぶことができます。みなさんがイメージする一般的なうつ病といってもいいでしょう。第3章でとりあげました事例のCさんがこれに相当し、専門的には、肝気鬱結、気滞、瘀血《おけつ》などの病態を含みます。

では、「肝のうつ」の方は、どのような漢方薬を選べばよいのでしょうか。

以下では、「虚証」「中間証」「実証」ごとに、症状別に、お勧めの漢方薬をあげています。

〈虚証の方〉

・疲れやすく、冷えや動悸、息切れがあり、汗をかきやすい……柴胡桂枝乾姜湯《さいこけいしかんきょうとう》

・頭痛、怒りっぽい、めまい、ふらつき……抑肝散《よくかんさん》

もともとは、小児のひきつけや癇《かん》の虫、夜泣き、チックなどに使っていた処方です。名前のとおり、肝気の高ぶりを抑える薬で、虚証ではありますが、そこそこ体力のある方向きです。肩こり、全身の痛みなど、筋肉の緊張の強い場合は、筋肉をリラックスさせる作用のある芍薬甘草湯《しゃくやくかんぞうとう》と併用します。

・生理前に悪化する……逍遙散《しょうようさん》

・疲労・倦怠が強い、汗をかきやすい、皮膚がかさつく……黄耆建中湯《おうぎけんちゅうとう》

〈中間証の方〉

・頭痛、肩こり、微熱、冷えなど……四逆散《しぎゃくさん》

四逆散《しぎゃくさん》は、肝気鬱結のときに使う基本的な処方です。単独で使うことも多々ありますが、症状に応じてほかの方剤と合わせます。頭痛や肩こりなど、筋肉の緊張の強い場合には肝の血虚を補う芍薬甘草湯《しゃくやくかんぞうとう》を、お腹が張る、生理痛、生理の周期が乱れるなどの場合には、気のめぐりをさらに促す香蘇散《こうそさん》を合わせます。

・喉が詰まる感じ（梅核気）、喉にものがつかえているよう……半夏厚朴湯《はんげこうぼくとう》

梅核気とは、文字どおり、梅干しほどの大きさの何かが喉仏のあたりに引っかかっているような感覚のことです。レントゲンや喉頭《こうとう》ファイバーを行っても、何も見つかりません。頻度は高く、東洋医学的に見れば、精神的ストレスによって水のめぐりが障害され、痰《たん》という病的なむくみとなって喉に現れたものです。半夏厚朴湯《はんげこうぼくとう》だけで効果が弱い場合は、小柴胡湯《しょうさいことう》を併用するか、両者を合わせた処方である柴朴湯《さいぼくとう》を用います。

・むくみや水様性下痢など……柴苓湯《さいれいとう》

〈実証の方〉

・怒りっぽい、のぼせ、ほてり、目の充血、口が苦い、便秘傾向……大柴胡湯《だいさいことう》

頭に何かが詰まった感じですっきりせず、耳鳴りや頭痛を訴えることがあります。胃腸の調子は比較的悪く、食欲不振、悪心《おしん》・嘔吐、胃痛などを訴え、便通は便秘に傾きがちです。便秘がない場合は大柴胡湯去大黄《だいさいことうきょだいおう》にします。

・動悸、不眠、不安、ものごとに驚きやすい……柴胡加竜骨牡蠣湯《さいこかりゅうこつぼれいとう》

動悸は、この薬を選ぶときのよい目印です。とくに、男性のうつ病では第一選択と考えてよい薬です。メーカーによっては、大黄《だいおう》という瀉下《しゃげ》作用の強い成分が入っていますので、下痢や軟便傾向の人は使わないほうがよいでしょう。

【食事編】――帰経が「肝」の食材

飽食の時代といわれる現代にあって、私たちは食事を「楽しむもの」としかとらえていないのではないでしょうか。昔から、中国では「医食同源」といわれてきました。本来、食事には薬としての意味合いがあるのです。

そもそも、漢方薬に使われる生薬のほとんどが植物由来で、桂皮《けいひ》（シナモン）や生姜《しょうが》のように、食材として流通しているものも多々あります。昔の人は、病気になってから初めて薬を考えるというのではなく、食材の薬効をふまえて、病気にならないように配慮しながら食事を摂っていました。それを食養生といいます。

では、どのようにして、昔の人は食養生を実践していたのでしょうか。栄養成分もわからなければ、カロリー計算もできなかったはずです。そこで登場するのが、やはり五臓です。五臓は、人体を肝・心・脾・肺・腎の有機的な機能体としてとらえ、その臓の障害が病気を起こすのだということはすでにお話ししました。この五臓に、あらゆる食材の性質を振り分けたのです。たとえば、「桃は肝によい」「大麦は脾によい」という具合です。

この振り分けを「**帰経**《きけい》」といいます。食物の味、旬の季節、色などを振り分けの根拠としています。肝の障害には桃が効くとか、脾の健康維持には大麦が役立つといったことを、昔の人は、数千年の経験のなかで知っていたのです。

近年、栄養学が進歩し、いろいろな食材の栄養素と効能がくわしく分析されるようになり、この帰経の正しさがあらためて見直されています。昔の人の観察眼には、ほんとうに驚かされます。

まず、味ですが、辛《しん》・甘《かん》・酸・苦・鹹《かん》に分けます。

辛は「からい」で、肺に対応します。唐辛子などの香辛料に代表されるように、身体の血行をよくし、発汗を促します。

甘は「あまい」で、脾に対応します。消化を助け、滋養強壮によいとされています。

酸は「すっぱい」で、肝に対応します。内臓や筋肉を引き締め、下痢や多尿など、出すぎるものを抑えます。

苦は「にがい」で、心に対応します。イラついた気持ちを落ち着かせ、身体にたまった余分な水分を排出します。

鹹は「塩からい」で、腎に対応します。硬いものを軟らかくします。

次に、旬の季節と色です。春が青で肝、梅雨の時季（夏）が赤で心、夏（土用）が黄で脾、秋が白で肺、冬が黒で腎となります。

漢方ではさらに、五臓とは関係なく、食べ物を「熱性」「温性」「寒性」「涼性」「平性」に分けます。「熱性」の食べ物は身体を急激に温め、「温性」は緩やかに温めます。「寒性」は強く冷まし、「涼性」は涼やかに冷まします。「平性」は、これらのいずれにも属さず、いわば中立を保っている食物です。

食材一つひとつには、このような性質があります。性質を考えながら、いくつかの食材を組み合わせて料理をつくれば、治療を意識することなく、おいしく、楽しく、うつ病を治すことができるのです。

ごま

ごまには、黒、白、金などがあります。いちばん薬効の強いものは、黒ごまだといわれています。古代エジプトでは、牛一頭とごま一粒を交換したほど貴重なものでした。まさに食養生の王様です。ごまは、肝とともに腎にも働き、補血作用、老化の予防などの効果があります。性質は「平性」で、ビタミン、カルシウム、鉄、食物繊維などの栄養素を多く含みます。これらの栄養素が働いて、抑うつとともに体力も改善してくれます。

セロリ

性質は「涼性」です。これは、たんに熱いものを冷ますというだけではなく、高ぶったもの、行きすぎたものを抑えるという広い意味があり、具体的には、降圧、鎮静、鎮痙、血行の改善などの効果を発揮します。その主役はカルシウムとカリウムで、カルシウムが精神の安定に、カリウムが血圧の是正に働いてくれます。栄養素は茎より葉の部分に多いので、葉は捨てずに食材として使いましょう。

キャベツ

肝とともに脾にも帰経し、性質は「平性」です。脾に帰経するということは、胃腸機能を活性化するということです。この主役をなすのが、ビタミンUという栄養素、別名「キャベジン」です。同名の胃腸薬があるのは、すでにご存じのことと思います。揚げ物など、消化の悪いものにキャベツをつけ合わせますが、東洋医学的には脾への帰経、西洋医学的にはキャベジンの効果と、どちらの医学の目から見てもじつに理にかなっています。とくに、抗潰瘍作用がありますので、胃痛のある方によいでしょう。

ニラ

中国では「起陽草」と呼ばれています。「陽」とは、気力や体力、精力を意味します。この「陽」を「起こす」、つまり元気にする、スタミナをつけるという作用のあるのが起陽草です。性質は「温性」で、帰経は、肝と腎です。栄養学的に見ると、ニンニクにも含まれるアリシンという成分を含んでいます。これが、強い抗菌作用をもち、エネルギーの代謝を高めて身体を丈夫にしてくれるのです。抑うつ症状に加え、冷え性、疲れやすい、全身倦怠などが強いときに食べるとよいでしょう。

春菊

帰経は肝と肺で、性質は「平性」です。肺の機能的な障害は皮膚や喉、鼻に現れてきます。β-カロチン、ビタミンCを豊富に含んでおり、これらが肌を守ってくれます。また、香りの成分が自律神経の調整に働いて胃腸を調えてもくれます。うつ病が長引くと、消化不良になって、食欲低下や肌荒れが現れるものです。そのような方にお勧めの食材です。

トマト

肝と脾に帰経します。食用の歴史は十六世紀ごろ、スペイン人がアメリカ大陸からイタリアへと持ち込んだ頃とされています。脾つまり消化器系によいというのはヨーロッパでも認められており、「トマトのある家に胃病なし」と諺《ことわざ》にあるくらいです。とくに近年、赤み成分であるリコピンには抗がん作用があるのではないかと注目されています。イタリア人に胃がんが少ないのは、このリコピンのおかげかもしれません。性質は「寒性」ですので、冷えの強いうつ病の方は控えたほうがよいでしょう。微熱が続く、口が渇きやすい、のぼせ、動悸といった症状のあるうつの方に適しています。

梅

肝のほかに、脾、肺と幅広く帰経しています。性質は「平性」です。効能も多岐にわたり、薬としての意味合いの強い食材といえます。頭痛のときに梅干しを口に含んだり、下痢のときに梅肉エキスを飲んだりするのはその好例です。実際、わが国最古の医学書である『医心方《いしんほう》』には、薬として記載されています。生薬として使う場合は、青梅を黒くなるまで火であぶった烏梅《うばい》を用います。

効能の主体は、何といってもあの強い酸味、クエン酸です。クエン酸は胃腸の働きを促進し、殺菌作用を有し、細胞内のエネルギー産生回路であるTCAサイクルを活性化して疲労を回復します。筋肉痛の原因である乳酸を分解する作用もあります。うつ病においても、胃腸機能の維持、疲労・倦怠などに効果があります。

レバー

苦手な方が多いのが難点ですが、肝に帰経する、まさに肝そのものです。性質は「温性」です。ビタミンA、B、鉄の含有量はほかに比べるものがないくらい豊富で、とくに豚レバーが優れています。ビタミンBの一つであるパントテン酸の抗ストレス作用は肝の気をめぐらす作用に対応し、鉄の造血作用は血を貯蔵する作用に見事に対応しています。貧血、疲労、疲れ目、筋肉のこりなど、肝系の症状が幅広く目立つタイプの方は積極的に摂るべき食材です。

イカ

肝と腎に帰経します。性質は「平性」です。漢方薬としては、イカの甲を烏賊骨《うぞっこつ》といい、止血剤として用いていますが、栄養学的には、身に含まれるタウリンのほうが重要視されます。むしろ、タウリンの効能を考えれば、東洋医学的にも身のほうが肝を補うといっていいでしょう。

タウリンは肝機能の改善効果が非常に優れています。コレステロールの排出を行う胆《たん》汁《じゅう》酸の分泌を促進し、肝細胞の再生を活発にします。レバー同様、肝の機能全般を補う食材として記憶にとどめておくべきでしょう。

うなぎ

肝と腎に帰経します。性質は「平性」です。うなぎは夏バテ防止のスタミナ食として認知され、五臓に幅広く作用して滋養強壮に寄与します。ビタミンA、B、カルシウムを多量に含み、夏バテにかぎらず疲労・倦怠の強いときに摂取して、気力と体力の回復を図ります。ただし、多量の脂肪を含みますので胃腸に負担をかけやすく、常食には向きません。

心のうつ（イライラタイプ）の養生

【漢方薬の選び方編】

心は、思考という高度な精神活動と、脈動を通じて血液をめぐらせる働きをしています。うつ病では、ストレスの受容臓器としての肝がまず障害されますが、その影響をもっとも受けやすいのが心です。

心が障害されますと、冷静な思考ができなくなり、イライラしたり怒りっぽくなったり、いいようのない不安に襲われたり、眠れなくなったりします。また、脈動に異常が生じて動悸がします。そのほか、目のかすみ、頭のふらつき、嫌な夢、物忘れなどが出てきます。

情緒的な高ぶりである不安や焦燥感が目立ちますので、「イライラタイプ」と呼ぶことができるでしょう。第３章でとりあげました事例のＥさんが、このタイプだといえます。

専門的には、「**心肝火旺**」の状態です。

では、「心のうつ」の方は、どのような漢方薬を選べばよいのでしょうか。

症状がいくつかあてはまる漢方薬があって迷う場合は、ご自身がもっともつらい症状にあてはまる漢方薬を選んでください。

〈虚証の方〉

・食欲がなく、元気もなく、不眠がちでよく夢を見る、不安、焦燥感……加味帰脾湯《かみきひとう》

不安や焦燥感がさほど強くない場合は帰脾湯《きひとう》を選びます。

・疲労・倦怠が強いのに、気が高ぶったり、あれこれ考えて眠れない……酸棗仁湯《さんそうにんとう》

・小さいころから癇が強く、リンパが腫れやすく、肌の浅黒い子ども……柴胡清肝湯《さいこせいかんとう》

〈中間証の方〉

・イライラする、ちょっとしたことが気にかかる、我慢ができない、のぼせる、不定愁訴がたくさんある……加味逍遙散《かみしょうようさん》

昔から、更年期障害や月経異常に頻用された漢方薬です。何を服用してよいかわからないとき、女性であればとにかく加味逍遙散《かみしょうようさん》を飲んでみるということでもかまいません。そのくらい、適用の範囲が広い薬です。

・ふらつき、めまい、のぼせ、高血圧、頭痛、耳鳴り、難聴のいずれかがあり、尿の出が悪い……竜胆瀉肝湯《りゅうたんしゃかんとう》

・興奮気味に泣いたり笑ったり、情緒が定まらない……甘麦大棗湯《かんばくたいそうとう》

〈実証の方〉

・のぼせ、ほてり、動悸、怒りっぽい、寝つけない、眠りが浅い……黄連解毒湯《おうれんげどくとう》

黄連解毒湯《おうれんげどくとう》の症状で、便秘の強い場合は三黄瀉心湯《さんおうしゃしんとう》を、服用が長期にわたりそうでしたら温清飲《うんせいいん》を用います。

・のぼせ、イライラ、月経異常、便秘……桃核承気湯《とうかくじょうきとう》

【食事編】――帰経が「心」の食材

牡蠣

東洋医学では、蠣殻《かきがら》が主に生薬として用いられます。身のほうも牡蠣肉《かきにく》という名前で用いられないことはありませんが、こちらは一般には食用として知られています。牡蠣は、精神の安定と血液循環の正常化を行いますので、イライラや不安のあるときによいでしょう。栄養学的には、ビタミンBや亜鉛、銅、マンガン、鉄などのミネラル分が豊富で、「海のミルク」と呼ばれるほど、その栄養価は優れています。これらの元素の働きで、動脈硬化や高血圧、脳卒中の予防の効果があるといわれています。

茶

心の熱を冷まし、鎮静させます。疲れたとき、お茶を飲んでほっと一息つくというのは、この作用です。利尿作用もあり、お茶を飲みすぎると尿が多く出るのは、みなさんも経験があるのではないでしょうか。不安、落ち着かない、むくみがあるといった方に適しています。また、心のほかに、脾や肺にも帰経します。私たち日本人にはなじみの深い茶葉ですが、生薬としてもよく用いられ、エキス製剤のなかでは川芎茶調散《せんきゅうちゃちょうさん》に含まれています。

小麦

小麦も、おなじみの食材です。パンやパスタ、うどんなどの材料に、また、てんぷらの衣やクッキーなど、なにかと用途が広いものです。東洋医学的な効能としては、熱を冷まします。急な不安やイライラを覚える、寝汗をかく、といった症状に適しています。性質は「涼性」です。主成分は糖質ですが、カルシウムや鉄、ビタミンＢ・Ｅも含みます。胃腸への効能も認められ、最近では、大腸がんの予防効果があるのではないかと注目されています。

棗《なつめ》

生薬としては大棗《たいそう》として知られ、滋養強壮、鎮静効果があります。欧米では、のど飴の材料として使われ、韓国では、サムゲタンに使われています。日本でも、万葉集の時代からお菓子の材料として用いられてきました。鉄やカルシウム、葉酸、食物繊維を豊富に含み、貧血、疲労、イライラ、便秘などに効果があります。気分の浮き沈みがある、疲労・倦怠が強い方に適しています。

卵

熱を冷まし、血の不足を補います。心のほかに、腎にも帰経します。性質は「平性」です。「卵の摂りすぎは血中コレステロールを増やすので、一日一個にしておくべきだ」とよくいわれますが、これは俗信に近いものです。実際には、度を過ぎなければ、もっと食べてもさしつかえありません。卵黄には脂肪を溶かすレシチンが含まれるので、「むしろ積極的に摂るべきだ」という意見もあります。

栄養素としては、ビタミンA、B、D、鉄、リンが豊富で、その組成は、すべての食品のなかでも絶妙のバランスであるといわれています。ただ、ビタミンCが含まれていませんので、野菜や柑橘《かんきつ》類と組み合わせて食べるとよいでしょう。

緑豆

聞きなれないかもしれませんが、春雨の原料だったり、発芽させたものが豆もやしだったりして、意外と身近な食材です。解熱《げねつ》作用があり、喉の渇きやむくみにも効果的です。性質は「平性」で、脾にも帰経します。ビタミンBやカルシウム、鉄を含み、発芽させたもやしには、ビタミンCとアミラーゼが多量に含まれています。アミラーゼは消化を助け、疲労・倦怠、夏バテに効果があります。

柿

熱を冷まし、咳をとめます。性質は「寒性」です。果物の一つとして考えられがちですが、昔は「柿が赤くなれば医者が青くなる」といわれたほど薬効の高い食材です。どの部分にも薬効があり、捨てるところがありません。

柿のヘタは柿蒂《してい》といわれ、生薬として流通しています。胃の逆流やしゃっくりなどに用いられます。干し柿は乾柿《かんし》として、胃腸障害に効果があります。その干し柿の表面に浮き出る白い粉は柿霜《しそう》で、胃腸を調え、渇きを潤し、心の熱を冷まします。栄養学的にも、ビタミンCをはじめとして、ビタミンB、A、タンニンを豊富に含みます。とくに、ビタミンCはミカン類の数十倍多く含まれるといわれています。

牛乳

精神を安定させ、渇きを潤し、便通を改善します。性質は「平性」です。牛乳の最大の特徴は、カルシウムの含有量が多いことです。精神安定作用は、このカルシウムに拠《よ》るところが大です。カルシウムは、一般的には吸収されにくいとされていますが、タンパク質や乳糖との兼ね合いで、その吸収率が各種食材のなかでも群を抜いています。

蓮根

心のほかに、脾や肺にも帰経します。性質は「平性」です。イライラや焦燥感などを抑え、渇いた身体を潤し、血のめぐりを改善します。栄養学的には食物繊維が豊富で、血中のコレステロールを下げ、便通を改善します。また、胃の粘膜を修復するルチンを含んでいるので、胃炎や胃潰瘍の予防効果があるといわれています。

脾のうつ（おなかタイプ）の養生

【漢方薬の選び方編】

脾は生きるために必要なエネルギーを供給するシステムで、消化機能全般を表しています。ストレスにさらされたとき、胃が痛くなったり、下痢や便秘になったりという経験が、みなさんにもおありかと思います。これと同じことが、うつ病においても起きるのです。

つまり、肝の障害が脾に影響する、「肝脾不和《かんぴふわ》」の状態です。具体的には、胃痛、胃もたれ、胸やけ、げっぷ、吐き気、嘔吐、腹部膨満、下痢、便秘などです。お腹の症状が前面に出ますので、「おなかタイプ」と呼べるものです。このタイプの方は、もともと胃腸が丈夫ではない虚証の人が多くなります。

では、「脾のうつ」の方は、どのような漢方薬を選べばよいのでしょうか。

（症状がいくつかあてはまる漢方薬が複数あって迷う場合は、ご自身がもっともつらい症状にあてはまる漢方薬を選んでください）

〈虚証の方〉

・食欲がない、胃もたれがする、ちょっと食べるとお腹が張る……六君子湯《りっくんしとう》

さらに虚弱で、六君子湯《りっくんしとう》さえ飲めないという方は四君子湯《しくんしとう》にします。また、吐き気がある場合は半夏厚朴湯《はんげこうぼくとう》と一緒に服用します。

・冷えがあり、みぞおちのあたりが痛い……安中散《あんちゅうさん》

・手足がだるい、疲れやすい、全身に力が入らない……補中益気湯《ほちゅうえっきとう》

・めまい、立ちくらみ、頭痛、肩こり、低血圧……半夏白朮天麻湯《はんげびゃくじゅつてんまとう》

・みぞおちのあたりがつかえる、冷える、口に唾がたまる……人参湯《にんじんとう》

・頭痛、耳鳴り、吐き気、めまい、胸やけがある……香蘇散《こうそさん》

・お腹が引きつり痛む、ストレスが増えると下痢をする、粘液便……桂枝加芍薬湯《けいしかしゃくやくとう》

・下痢、腹痛、いつも疲れている、口が渇く……小建中湯《しょうけんちゅうとう》

・吐き気や嘔吐が激しい、足が冷える……茯苓飲《ぶくりょういん》

茯苓飲《ぶくりょういん》の症状に加えて、喉が詰まる場合は、茯苓飲合半夏厚朴湯《ぶくりょういんごうはんげこうぼくとう》を服用します。

〈中間証の方〉

・食欲がない、吐き気や動悸がする、首筋がこる、口が苦い……小柴胡湯《しょうさいことう》

小柴胡湯《しょうさいことう》の症状に、寝汗、頭に汗をかくといった症状が加わるときは柴胡桂枝湯《さいこけいしとう》を服用します。

・みぞおちがつかえる、食欲がない、吐き気がする、お腹がごろごろ鳴る……半夏瀉心湯《はんげしゃしんとう》

半夏瀉心湯《はんげしゃしんとう》の症状で、げっぷや胃もたれなど、とくに、胃の症状が強い場合は生姜瀉心湯《しょうきょうしゃしんとう》を服用します。

〈実証の方〉

「肝のうつ」のところであげました、大柴胡湯《だいさいことう》を参考にされるとよいでしょう。

【食事編】――帰経が「脾」の食材

人参

漢方薬の代名詞のようにいわれる朝鮮人参の例をあげるまでもなく、人参《にんじん》は〝生薬の王様〟といっても過言ではありません。そして、なにも朝鮮人参でなくても、普通にスーパーで売っている人参でも十分に薬効があります。おもに胃腸の機能を調え、五臓を温めます。性質は「平性」で、肺にも帰経します。抑うつに加え、食欲がない、便秘をするといった方に適しています。

人参の赤い成分であるβ-カロチンは、体内でビタミンAへと変化します。ビタミンAは、皮膚の老化の原因となる活性酸素を抑制し、肌を健康的に維持していく働きがあります。β-カロチンは、ビタミンAの前駆物質としてだけでなく、それ自体が悪玉コレステロールを減少させて、脳卒中や心筋梗塞を予防する働きがあるといわれています。

生姜

生姜もまた、代表的な生薬です。性質は「温性」で、胃腸の機能を改善します。ストレスがあるとすぐに胃に障るような方は、積極的に摂るとよいでしょう。身体を温める作用もありますので、冷え症に有用です。風邪の引きはじめで寒けがするようなとき、生姜汁を飲まれたことのある方は多いのではないでしょうか。

辛味成分は、ジンゲロールとショウガオールで、強い殺菌作用を持っています。生ものにおろし生姜をつけ合わせる理由は、この殺菌作用があるからです。

大蒜《ニンニク》

スタミナ食の代表が大蒜です。性質は「温性」で、肺にも帰経します。胃の調子を調え、咳をとめ、下痢を改善します。食欲不振や体力回復に、よく用いられます。大蒜の独特の臭気は、アリシンによるものです。アリシンは強い殺菌作用があるとともに、糖の代謝を活発にして疲労回復に寄与します。また、セレンという微量元素を含みますが、これは、免疫力を高め、がんを予防するといわれています。

鶏肉

性質は「温性」で、胃腸機能全般を調整します。豚や牛と比べ、高タンパク低カロリーな肉ですので、ダイエット食としても知られています。また、特徴としてビタミンBが豊富に含まれていますので、美肌や老化防止に効果があるといわれています。うつ病の方は、なかなか外に出て運動をすることができません。そのため、ついつい食生活が乱れ、体重増加や高脂血症に陥ってしまいます。そのような事態を防止する意味でも、鶏肉を摂るように心がけるとよいでしょう。

米

脾のほかに肺にも帰経し、胃腸の調子を改善し、気の流れを調えます。喉が渇く、便が硬い、疲労が強い、といった方に適しています。私たちが普通に食べている米はうるち米で、意外に思われるかもしれませんが、「粳米《こうべい》」という生薬として用いられています。胃腸を調え、渇きを潤し、気のめぐりをよくして疲労を回復させてくれます。

南瓜《カボチャ》

性質は「温性」です。「冬至に南瓜を食べると風邪を引かない」といわれるように、免疫力を高め、感染症にかかりにくくしてくれます。これは、南瓜に含まれるβ-カロチン、ビタミンC、ビタミンE、食物繊維の働きです。

蜂蜜《はちみつ》

性質は「温性」で、肺にも帰経します。食欲不振、疲労・倦怠、便秘などに用います。とくに、腸の働きを滑らかにして痛みをとる効果がありますので、食べるとすぐにお腹が痛くなる、ストレスで便秘になったり腹痛を起こしたりするといった方に適しています。うつ病では、便秘をされる方が多いので、折に触れ蜂蜜を食べるとよいでしょう。この働きは、栄養学的には、蜂蜜に含まれるオリゴ糖によります。オリゴ糖は、ビフィズス菌など、腸内の善玉菌を増やす働きがあります。

長芋

性質は「平性」で、肺や腎にも帰経します。ほかにも大和芋やいちょう芋などの種類がありますが、帰経や成分にほとんど違いはありません。長芋など、山の芋を乾燥させたものが「山薬《さんやく》」という生薬です。長芋の特徴は、何といっても皮を剝むいたときのぬめりです。これはムチンという物質がその正体で、消化管の粘膜を保護し、疲労を回復させてくれます。また、食物繊維が豊富で、便秘も解消してくれます。

昆布

肝にも帰経し、熱を冷まし、むくみを解消してくれます。性質は「寒性」です。β-カロチン、カルシウム、鉄、食物繊維、ヨードなどを含みます。とくに、ヨードは甲状腺ホルモンをつくりだします。甲状腺ホルモンは、新陳代謝を活発にし、気持ちを高ぶらせてくれますので、うつ病の方には適した食材といえます。ただし、甲状腺機能亢進症（バセドウ病）のある方は、摂取してはいけません。

腎のうつ（疲れ切りタイプ）の養生

【漢方薬の選び方編】

腎は、生命エネルギーの源です。このエネルギーがあるからこそ、私たちは、生まれ、成長し、老化にいたる過程をまっとうできるのです。この生命エネルギーを〝腎精〟と呼び、生まれながらに一定量持っていますが、つねに消費されており、食べ物を消化吸収して得られるエネルギーとしてたえず補給されなければなりません。

腎が障害されると、このエネルギーの不足が起こり、疲労・倦怠、のぼせ、ほてり、不眠、寝汗、口や喉の乾燥、便秘、記憶力の低下、耳鳴り、難聴、性欲減退、月経不順などが起きてきます。

うつ病では、肝は腎からの養育を受けていますので、肝が障害されると逆行的に腎も障害されることになります。腎の症状の前面に出るうつ病は疲労・倦怠が激しいので、「疲れ切りタイプ」と呼ぶことができます。

腎に障害の出るタイプは、長い時間うつに苦しみながら、徐々に生命エネルギーを消耗していっていますので、いわゆる慢性うつ病に多く、おのずと虚証の人が主となります。実証の方はいないといってもいいでしょう。

では、「腎のうつ」に用いる漢方薬を見ていきましょう。

（症状がいくつかあてはまる漢方薬が複数あって迷う場合は、ご自身がもっともつらい症状にあてはまる漢方薬を選んでください）

〈虚証の方〉

・口が渇く、皮膚の乾燥、のぼせ、ほてり、ふらつく……六味丸《ろくみがん》

「腎のうつ」の基本的な処方です。単独で用いられることは少なく、ほかの方剤とともに使い、補腎の効果を高めます。

・疲労・倦怠、口が渇く、皮膚の乾燥、冷えが強い……八味地黄丸《はちみじおうがん》

・疲労・倦怠、口が渇く、皮膚の乾燥、むくみ……牛車腎気丸《ごしゃじんきがん》
・疲労・倦怠、口が渇く、イライラする、のぼせ……知柏地黄丸《ちばくじおうがん》
・イライラする、のぼせ、疲労・倦怠が強い、咳が続く……滋陰降火湯《じいんこうかとう》
・疲労・倦怠が強い、咳や痰が長く続く……滋陰至宝湯《じいんしほうとう》

〈中間証の方〉

虚証の方に準じていただいてさしつかえありません。

〈実証の方〉

腎精はつねに消費されていくので、つねに不足しがちです。「腎のうつ」のタイプで腎精過剰すなわち実証の方は、いないといっていいでしょう。

【食事編】――帰経が「腎」の食材

胡桃

性質は「温性」で、肺にも帰経します。成分の大部分はリノール酸やリノレイン酸などの不飽和脂肪酸で、コレステロールの蓄積を防止し、動脈硬化を予防してくれます。この効果が、古来、長寿の食材として用いられてきたゆえんです。黒髪をつくるともいわれています。胡桃《くるみ》は一個が三五キロカロリーと高カロリーなので、食べすぎには注意が必要ですが、食欲の低下しがちなうつ病では、これを逆に利用して、少ない摂取量で効率よくカロリーをとることができます。また、ビタミンBが多量に含まれていますので、物忘れ、頭がぼーっとするといった、うつ病ではよくある症状に有用です。

枸杞の実

枸杞の実は「枸杞子《くこし》」という名前で、また、根は「地骨皮《じこっぴ》」、葉は「枸杞葉《くこよう》」として生薬に使われています。すでに枸杞子《くこし》のところでお話ししましたように、腎のほかに肝に帰経します。性質は「平性」です。腎への作用としては、老化にともなう下半身の冷えや脱力、気の消耗による慢性的な疲労・倦怠に有効です。うつ病では、この疲労・倦怠の強いときに摂取されるとよいでしょう。

海老

肝にも帰経し、性質は「温性」です。古来、老化にともなう足腰の冷え、気力や体力の低下、性欲の低下などに用いられてきました。腎虚が生命エネルギーの消耗であるとすると、老化にかぎらず気力と体力の低下に有効であるわけで、うつ病によく見られる、気力がない、動くとすぐに疲れる、性欲低下といった症状にも応用できます。

栄養学的には、海老の赤み成分であるアスタキサンチンに抗酸化作用があることが認められ、疲労回復、肌の張りの再生などに効果があるといわれています。東洋医学的にいう補腎作用も、このアスタキサンチンの作用ということができます。

葡萄

脾と肺にも帰経し、性質は「平性」です。頭がぼーっとする、体力がない、気力がないといった症状を急激に回復させてくれます。これは、成分のほとんどを占めるブドウ糖の働きによります。ブドウ糖というのは、みなさんもお聞きになったことがあるかと思いますが、細胞のエネルギー産生に不可欠なものです。この重要な糖は葡萄だけに含まれるものではありませんが、最初に発見されたのが葡萄からだったので、この名がついています。

なまこ

中国では「海の人参」といわれるくらい、朝鮮人参なみに滋養強壮の効果が高いといわれています。性質は「温性」で、心にも帰経します。慢性疲労、性欲低下、貧血、老化などに効果があるといわれています。中国では、生ではなく乾燥させて用います。そのほうが栄養成分が凝縮されて効果が高まるといわれていますが、生食でも劣らず栄養価の高い食材です。とくに、ビタミンB、マグネシウムを豊富に含みます。

栗

性質は「温性」で、脾にも帰経します。気力を増し、血を補い、筋力を回復させてくれます。栗の成分の約四割は糖質です。葡萄のところでもお話ししましたように、糖質は急速にエネルギーに転化されますので、疲労の回復や頭がすっきりしないといった症状に効果的です。栗の葉は昔から民間薬として煎じ液が咳によいとされ、また、蕁麻疹《じんましん》などの皮膚病にも用いられてきました。縄文時代の三内《さんない》丸山遺跡からも栗を食した痕跡が見つかっています。昔から、わが国ではなじみの深い食物なのです。

大豆

性質は「平性」で、脾にも帰経します。補腎作用が強く、老化の防止、慢性疲労の回復、夜間尿の改善などの効果があります。日本では、昔から長寿の食材として親しまれてきました。

長寿の食材たるゆえんは、「畑の牛肉」といわれるほどにタンパク質やビタミンB、食物繊維が豊富なことにありますが、最近では大豆イソフラボンが注目されています。これは、女性ホルモンであるエストロゲンと組成が似ていて、エストロゲンの低下により起きる更年期障害を緩和するといわれています。

また、閉経後に骨がもろくなるのを抑制して骨粗鬆症を予防したり、悪玉コレステロールを取り除いて動脈硬化になるのを防いだりしてくれます。更年期のうつ病の方に、とくにお勧めの食材です。

サクランボ

性質は「温性」で、腎のほかにも脾、肝に帰経します。疲労や無気力、消化不良、落ち込みなど、うつ病に見られるさまざまな症状を広くカバーしてくれます。一般に、果物は冷やす作用が強いのですが、サクランボは例外的に温めてくれる果実です。昔から、民間薬として凍傷の塗り薬に使われたり、さくらんぼ酒として半身不随の飲み薬に利用されたりしてきました。中国では、咳の薬として使われてきました。

桑の実

性質は「寒性」で、心と肝にも帰経します。血分を補い、貧血やめまい、気力と体力の低下、白髪、耳鳴り、難聴、不眠などに効果があります。桑の実の赤みはアントシアニンで、ブルーベリーやプルーンにも含まれています。眼精疲労や近視に効果があったり、抗酸化作用があるとされ、ヨーロッパでは医薬品として認可されています。

参考

血と水の異常を知る
気・血・水を知る

血と水は、気とともに五つの臓腑の作用を全身の隅々にまで伝える機能を有しています。

また、各臓腑間の情報伝達の役目も担っています。

これらの機能には個人差があり、虚証の人は気・血・水の流れる量が少なかったり、勢いが弱かったり、また、実証の人はその逆だったりします。そのことによって、疲れやすい、風邪を引きやすい、丈夫だ、気が弱い、むくみやすい、冷える、といった違いが表れ、それを私たちは体質と呼んでいるのです。

血と水の異常を知ることがなぜ必要かといいますと、先に分けた四つのタイプのうつ病のそれぞれにおいて、多彩な身体症状のバリエーションを出してくるからです。

たとえば、「肝のうつ」の方で、血の異常が強く出ますと、頭痛がひどくなりますし、水の異常が強い場合には、めまいが激しい、ということになります。そうすると、当然、治療に使う漢方薬が違ったり、追加が必要だったりしてくるのです。

血と水の異常は、うつ病を複雑にします。証を立てるにあたっては、しっかりと把握し、混乱しないようにしておく必要がありますが、あまり難しくなってもいけませんので、ここでは参考程度にとどめておきます。

では、やってみましょう。

血の異常

- □ 目の下にクマがある
- □ 歯茎、唇、舌の裏が紫がかっている
- □ 便秘である
- □ 痔がある
- □ 肌のくすみやシミが多くなった
- □ 肌が乾燥する
- □ 慢性的に肩こりだ
- □ 身体のあちこちが痛む
- □ 脱毛や髪のぱさつきがある
- □ 手足がしびれる
- □ 月経不順、生理痛がひどい（女性のみ）
- □ 月経のときの血量が減った（女性のみ）

水の異常

- □ 顔や手足がむくむ
- □ めまいがする
- □ 乗物酔いしやすい
- □ 口は渇くが水は飲みたくない
- □ おしっこに行く回数、量が減った
- □ 鼻水や痰が多くなった
- □ 曇りの日や雨の日に症状が悪化する
- □ 全身が重く、だるい
- □ 慢性的に便が軟らかい
- □ 関節が痛む
- □ 胃のあたりでポチャポチャ音がする
- □ おりものが多くなった（女性のみ）

「血の異常」の漢方薬

肝には、血を貯蔵する役目がありますので、うつ病によって肝の障害が起きますと、全身の血のめぐりが悪くなります。血がスムーズに流れず、一カ所に滞ると毒に変わります。これが、瘀血《おけつ》です。西洋医学的にいえば「微小循環障害」で、いわゆる〝どろどろ血液〟です。

瘀血《おけつ》の症状は、頭痛や肩こり、生理痛などの痛み、冷え、下血、痔、不正性器出血、静脈瘤《りゅう》、皮膚の色素沈着、月経不順、不眠、物忘れなどです。

瘀血《おけつ》は、単独で起きることはありません。うつ病においては、各臓腑の異常により引き起こされる気や水のめぐりの異常と一緒に起きます。ですから、瘀血《おけつ》の治療薬も、四つのタイプのうつ病の治療薬も、それぞれに適した方剤を用いながら、瘀血《おけつ》の強さに応じて以下に述べる漢方を併用するのがよいでしょう。

では、血の異常には、どのような漢方薬を用いればよいのでしょうか。

〈虚証の方〉

・めまい、冷え症、疲れやすい、月経異常、貧血傾向……当帰芍薬散《とうきしゃくやくさん》

・皮膚のかさつき、肌のつやが悪い、冷え症……四物湯《しもつとう》

・老人性の皮膚乾燥、皮膚のかゆみ、冷え症……当帰飲子《とうきいんし》

当帰飲子《とうきいんし》や四物湯《しもつとう》の証で、血圧の高い方は七物降下湯《しちもつこうかとう》を用います。

・貧血気味、冷え症、口の渇き、手のほてり、下腹部痛……温経湯《うんけいとう》

・手足の冷え、しもやけ、頭痛、月経障害、下痢……当帰四逆加呉茱萸生姜湯《とうきしぎゃくかごしゅゆしょうきょうとう》

〈中間証の方〉

・のぼせ、めまい、頭痛、肩こり……女神散《にょしんさん》

・冷え、のぼせ、赤ら顔、頭痛、肩こり、月経不順……桂枝茯苓丸《けいしぶくりょうがん》

皮膚のシミやニキビなどがある場合は、桂枝茯苓丸加薏苡仁《けいしぶくりょうがんかよくいにん》を用います。

〈実証の方〉
・頭痛、のぼせ、めまい、耳鳴り、肩こり、動悸、便秘、お腹が張る……通導散《つうどうさん》
・お腹が張る、便秘、下腹部痛、月経不順、痔……大黄牡丹皮湯《だいおうぼたんぴとう》
・のぼせ、めまい、耳鳴り、肩こり、お腹が張る、便秘、イライラ……桃核承気湯《とうかくじょうきとう》

「水の異常」の漢方薬

血の異常と同様に、水のめぐりの異常も、気や血の流れの異常の相互反応として出てきます。ただ、血ほど肝と直接的に結びついているわけではありませんので、うつ病で見ら

れる変化としてははなはだしくはありません。

とはいいましても、脾の異常が起きると容易に水のめぐりが障害されますので、「脾のうつ」では注意する必要があります。また、うつ病でよく見られる症状の一つであるめまいは、水のめぐりが大いに関連していますので、水の異常の改善は不可欠です。

では、水の異常には、どのような漢方薬を選べばよいのでしょうか。

〈虚証の方〉

- **めまい、立ちくらみ、冷え症、下痢……真武湯《しんぶとう》**
- **冷え症、頭痛、肩こり、吐き気、嘔吐……呉茱萸湯《ごしゅゆとう》**
- **立ちくらみ、頭痛、胃もたれ、動悸……苓桂朮甘湯《りょうけいじゅつかんとう》**
- **足腰の冷え、腰痛、全身倦怠、頻尿……苓姜朮甘湯《りょうきょうじゅつかんとう》**

〈中間証の方〉

- **頭痛、めまい、口が渇く、尿量が少ない、吐き気、むくみ……五苓散《ごれいさん》**

・排尿異常、下痢、皮膚の乾燥、下腹部の張り……猪苓湯《ちょれいとう》

〈実証の方〉

・口が渇く、汗をかきやすい、手足のしびれや痛み、寒け……越婢加朮湯《えっぴかじゅつとう》
・頭痛、のぼせ、耳鳴り、湿疹、肥満、便秘……防風通聖散《ぼうふうつうしょうさん》
・汗をかきやすい、肥満、疲れやすい、関節に水がたまる……防已黄耆湯《ぼういおうぎとう》
・口が渇く、イライラする、喘息や咳、尿が出にくい……木防已湯《もくぼういとう》

第6章

うつ病治療によく使われる漢方薬

西洋医学のうつ病治療薬にはさまざまなものがあり、状態によってその種類や量を使い分けます。漢方薬も同様ですが、その種類は西洋薬よりもさらに多様で、患者さんの状態にきめ細かく対応できるようになっています。

ただ、それだけに、方剤の選択には正確さが要求され、証の決定は慎重のうえにも慎重になされなければなりません。証が違えば、まったくといっていいほど効かないのですから。しかし、これがぴたりと合うと、処方した医師でさえ驚くほど症状は改善するものなのです。漢方薬とはそういうものです。

ですから、服薬にあたっては、専門家の診察を必ず受けるべきですが、いまや町の薬局では漢方薬（エキス製剤）が簡単に手に入りますし、テレビをつければ当たり前のように漢方薬のCMが流れています。そんな現状を踏まえ、この章では、みなさんが「うつ病に漢方薬を使ってみよう」と思われたときに参考にしていただけるよう、エキス製剤のなかから代表的な方剤をあげてみました。

【加味逍遙散《かみしょうようさん》】

大変よく処方される方剤です。私のクリニックでも最頻用処方の一つです。うつ病の比較的初期の段階、不安やイライラ、焦燥など、情緒の浮き沈みに加え、動悸やめまい、のぼせといった自律神経症状が見られる時期に服用します。肝気鬱結や心肝火旺、肝脾不和を改善します。

ただ、もともと胃腸の機能の弱い方は、服用することでかえって胃痛や食欲不振を訴えることがありますので注意を要します。そうした場合は、食前の服用を食後にするか、六君子湯《りっくんしとう》など、消化機能を改善させてくれる方剤と併用するとよいでしょう。

昔から更年期障害によく使われてきましたように、おもに女性が服用します。男性が服用して悪いわけではありませんが、目に見えて効果があるのはやはり女性です。昔の医者は、婦人の病といえば何でも加味逍遙散《かみしょうようさん》を使っていた、という言い伝えがあります。実際はそんなことはなかったのでしょうが、それほど女性に多く使われ、なおかつ効果があるということです。

一般的には、比較的体力のある方が服用されるべきですが、心肝火旺が強く出ている場合には、虚弱な人でも使用してさしつかえありません。ただし、その際は、二週間から一カ月程度の短期間にとどめておくべきです。強い実証の人には向きません。

【四逆散《しぎゃくさん》】

気のめぐりをよくし、憂鬱、情緒不安定、イライラなどの肝気鬱結を改善します。肝脾不和による胃腸の障害、肝血虚による筋肉の緊張をともなうことが多く、これらの症状にもよく効きます。また、熱っぽいのに手足は冷える、といった症状にも効果があります。

「四逆」とは四肢の冷えのことで、身体の中には熱があるのに肝気鬱結のため、その熱が全身にめぐらず、手足が冷えるという状態を改善することから「四逆散《しぎゃくさん》」という名前がついています。

四逆散《しぎゃくさん》は、肝気鬱結のときに使う基本的な処方です。単独で使うことも多々ありますが、症状に応じてほかの方剤と合わせるのが一般的です。

たとえば、頭痛や肩こりなど、筋肉の緊張の強い場合には肝の血虚を補う芍薬甘草湯《しゃくやくかんぞうとう》を、お腹が張る、生理痛、生理の周期が乱れるなどには、気のめぐりをさらに促す香蘇散《こうそさん》を合わせたりします。香蘇散《こうそさん》と合わせると、柴胡疎肝散《さいこそかんさん》というエキス製剤にはない方剤に近くなります。

使うとよい人は、六病位（三三ページ参照）では少陽病期に属し、体力は中等度、体格は中肉中背といったところです。お腹にも力があり、腹直筋（いわゆる腹筋）の張りがある人です。お腹と肋骨の境目のあたりやみぞおちが重苦しかったり（心下痞鞕《しんかひこう》）痛かったりする人（胸脇苦満）。うつ病においても、比較的初期の、気力や体力がまださほど消耗されていない時期に使ってみるとよいでしょう。

【柴胡加竜骨牡蠣湯《さいこかりゅうこつぼれいとう》】

肝気鬱結に心肝火旺をともなうときに用います。具体的には、落ち込み、緊張感、イライラ、不安、焦燥、不眠、動悸、のぼせ、ほてり、怒りなどの症状が見られるときです。とくに不眠と動悸は、この薬を選ぶときのよい目印です。

男性のうつ病では第一選択と考えてよい薬ですが、疲労・倦怠など、虚証の症状がある場合は適していません。メーカーによっては、大黄《だいおう》という瀉下作用の強い成分が入っていますので、下痢や軟便傾向の人は使わないほうがよいでしょう。

体力は中等度以上あり、のぼせて赤ら顔だったり、顔が脂ぎっていたり、汗かきだったりします。気滞のため便通が悪いという人が多く、お腹の力も比較的充実していて、手を当ててみると、みぞおちの下から臍にかけて動悸が触れます（臍上悸《さいじょうき》または心下悸《しんかき》）。胸脇苦満も認められ、みぞおちを押さえてみると、軽い痛みが生じることがよくあります。舌は乾燥ぎみで、薄い白苔を認める傾向にあります。

抑うつ、情緒の不安定、動悸は、うつ病以外では甲状腺機能亢進症（バセドウ病）で見られます。柴胡加竜骨牡蠣湯《さいこかりゅうこつぼれいとう》は、この病気に対しても効果があります。甲状腺ホルモンの値を正常にすることはできませんが、いくつもの学会や医学雑誌で症状を緩和するという報告がなされています。

さらに、動脈硬化や高血圧、高脂血症など、生活習慣病といわれる病気にも効果があるといわれています。

【柴胡桂枝乾姜湯《さいこけいしかんきょうとう》】

柴胡加竜骨牡蠣湯《さいこかりゅうこつぼれいとう》と同様の症状に用いてさしつかえありません。違いは、柴胡加竜骨《さいこかりゅうこつ》牡蠣湯《ぼれいとう》が実証の人向きなのに対して、柴胡桂枝乾姜湯《さいこけいしかんきょうとう》は虚証の人に適していることです。疲れやすく、冷えがあり、動悸や息切れがあり、眠れず、不安で神経過敏であるような人です。頭部に汗をかきやすいという症状は、この方剤を選ぶときの目印となります。

お腹の所見では、柴胡加竜骨牡蠣湯《さいこかりゅうこつぼれいとう》と同様に、臍の上を中心とした動悸や胸脇苦満が認められますが、はっきりとはしていません。ただ、みぞおちのあたりを押さえるとひどく痛がります。腹力も全体に弱く、舌は白苔を認め、乾燥しています。

【桂枝加竜骨牡蠣湯《けいしかりゅうこつぼれいとう》】

この方剤も、倦怠、疲れやすい、動悸、不安、不眠などに用いますが、柴胡加竜骨牡《さいこかりゅうこつぼ》蠣湯《れいとう》や柴胡桂枝乾姜湯《さいこけいしかんきょうとう》との違いは、夢に関する問題があるということです。

古来、「男子失精、女子夢交」が重要な症状で、これは、男性が夢精したり、女性が夢のなかで性交をするというものです。ですが、性的な夢にとらわれることはなく、「恐い夢ばかり見る」「うなされる」「夢ばかり見て眠りが浅い」など、夢による睡眠障害全般に用いて効果があります。

体力的には虚証寄りで、お腹では腹直筋が緊張してピンと張ったようになっています。臍の上の動悸も軽度あります。うつ病以外では、小児の夜尿症、円形脱毛症、更年期障害、月経や妊娠にともなう心身の不調である血の道症などに用いられます。

【大柴胡湯《だいさいことう》】

四逆散《しぎゃくさん》に近い処方で、のぼせ、イライラ、ほてりなど、肝気鬱結の症状や肝胃の不和があり、四逆散《しぎゃくさん》よりもより実証の人向きの薬です。

体格はがっちりしており、お腹の力もあり、胸から胃のあたりにかけて張って重苦しく、心下痞鞕《しんかひこう》と胸脇苦満を認めます。頭に何かが詰まった感じですっきりせず、耳鳴りや頭痛を訴えることがあります。

胃腸の調子は比較的悪く、食欲不振、悪心・嘔吐、胃痛などを訴え、便通は便秘に傾きがちです。通常、大黄《だいおう》という下剤を含みますが、メーカーによってはこれを入れていませんので、便秘のあるなしで使い分けるとよいでしょう。舌は紅色で乾燥しており、黄苔か白苔があります。

【黄連解毒湯《おうれんげどくとう》】

心肝火旺を鎮めます。清熱と鎮静作用のある生薬だけから構成されていて、のぼせ、顔のほてり、イライラ、すぐ怒る、じっとしていられない、不眠、めまい、動悸、口が渇く、吐き気がする、胃がつかえる、目が充血するなどの症状が適応の目印となります。

比較的体力があり、お腹の力も中等度以上あり、みぞおちに圧迫感や圧痛があります。舌は紅色を呈し乾燥し、黄苔を認めます。脈は強く速い傾向にあります。

黄連解毒湯《おうれんげどくとう》を使わなければならない症状は、比較的急性で強いものです。漢方薬のなかでは即効性のある黄連解毒湯《おうれんげどくとう》はこれに見合った薬ですが、逆に、長期に服用していると胃を痛めたりします。その際は、四物湯《しもつとう》を配合した温清飲《うんせいいん》という方剤に切り替える必要があります。黄連解毒湯《おうれんげどくとう》を短い期間使って急激な症状を抑え、ある程度落ち着いたけれどもまだだらだらと症状が続く場合は温清飲《うんせいいん》に替えるという使い方をするとよいでしょう。

黄連解毒湯《おうれんげどくとう》の症状に便秘をともなう場合は、大黄《だいおう》という瀉下作用のある生薬の入った三《さん》黄瀉心湯《おうしゃしんとう》を使います。便秘と精神症状は、一見何の関係もないようですが、便の滞りは気の滞りを悪化させます。ですから、精神疾患において、便通をよくするのは大変重要なのです。

強い心肝火旺に加えて肝気鬱結も認めるということであれば、柴胡清肝湯《さいこせいかんとう》を服用します。とくに、癇の強い小児によく効く処方です。

【抑肝散《よくかんさん》・抑肝散加陳皮半夏《よくかんさんかちんぴはんげ》】

もともとは、小児のひきつけや病の虫、夜泣き、チックなどに使っていた処方です。うつ病関連では、イライラや怒りっぽい症状が強い場合によく効きます。そのほかには、頭痛、めまい、ふらつき、筋肉の震えなどが見られる場合に使います。

処方名のとおり、肝気の高ぶりを抑える薬ですので、動悸、のぼせ、ほてりといった心火の症状が見られる場合には使いません。その場合は、柴胡加竜骨牡蠣湯《さいこかりゅうこつぼれいとう》や加味逍遙散《かみしょうようさん》などと併用します。

体力とお腹の力は中等度かそれ以下で、腹直筋（腹筋）に触れてみると硬く緊張しています。頭痛や肩こり、全身の痛みなど、筋肉の緊張の強い場合は、筋肉をリラックスさせる作用のある芍薬甘草湯《しゃくやくかんぞうとう》を合わせます。舌はやや紅色で、白苔があります。

抑肝散《よくかんさん》を使うべき状態に、吐き気や嘔吐、お腹の張りや便通異常などの消化器症状が加わり、落ち込み感や疲れやすさ、無気力などのうつ症状も目立ってきたようなときには抑《よく》肝散加陳皮半夏《かんさんかちんぴはんげ》を用います。

抑肝散加陳皮半夏《よくかんさんかちんぴはんげ》のお腹も腹直筋が張ってはいますが、抑肝散《よくかんさん》のそれよりは弱く、全体に虚弱が強い傾向にあります。その虚弱さのゆえに、お腹を圧してみると、腹部大動脈の動悸がよく触れます。

通常、この動悸はお腹の正中線で触れるものですが、抑肝散加陳皮半夏《よくかんさんかちんぴはんげ》がよく効く場合には、おもしろいことにお腹の左側でよく触れます。臍を目印に、そのやや左側というあたりです。

【帰脾湯《きひとう》・加味帰脾湯《かみきひとう》】

いろいろなことで思い悩み、それが胃腸に障り、脾が心を養えなくなる結果、食欲がない、胃もたれがする、疲れやすい、身体がだるいといった脾胃気虚をもたらし、さらに、寝つけない、眠りが浅い、夢ばかり見る、寝汗、微熱、動悸、不安、焦燥などの心虚に波及したときに帰脾湯《きひとう》を用います。

五臓論でいう心が障害されると、心臓は血液を送り出す臓器ですので、これがうまく機能しなくなり、血の不足の症状が出ます。これを「心血虚」といいます。心血虚では、寝つけない、眠りが浅いといった睡眠障害、動悸、焦燥、不安、物忘れ、頭がぼーっとする、ふらつき、思考力の低下などが見られます。月経不順や貧血など、血液の不足そのものの症状も見られます。

帰脾湯《きひとう》の症状に、落ち込み、緊張、のぼせ、ほてり、イライラなどの肝気鬱結、心肝火旺をともなえば加味帰脾湯《かみきひとう》とします。加味帰脾湯《かみきひとう》は、帰脾湯《きひとう》に柴胡《さいこ》、山梔子《さんしし》を加えたものです。帰脾湯《きひとう》、加味帰脾湯《かみきひとう》ともに体型は中肉中背からやせ型、お腹は力がなく柔らかで、加味帰脾湯《かみきひとう》では臍脱から少し上の部分に腹部大動脈の動悸を触れます。舌には薄い白苔があります。

やせ型の女性によく見られる病気の一つに、耳管開放症があります。これは、耳の奥にあって鼻とつながっている耳管という管が開きっぱなしになる病気です。この管は、閉じたり開いたりすることで、耳と鼻の気圧に差が生じないようにしています。耳管が開きっぱなしになると、耳がふさがった感じ、自分の声が響く、めまい、軽度の難聴などを起こします。

この病気は難治性で、有効な治療法がなかったのですが、近年、この病気に加味帰脾湯《かみきひとう》が効くことがわかってきました。私のクリニックでも、何人かの耳管開放症の方に服用していただきましたが、たしかに大変よく効きました。どこにどう作用しているのかは不明ですが、漢方の奥深さに感じ入る一例です。

【香蘇散《こうそさん》】

気の流れをよくする（理気）薬です。ただ、肝気鬱結を改善する疏肝解鬱《そかんかいうつ》の作用は強くありませんので、抑うつ、イライラする、喉が詰まる、胸が苦しいといった肝気鬱結の症状の強い場合には適していません。もっと軽い症状、少し憂鬱だ、くらいのときに、「ちょっと滞った気をさらりと流してあげる」というイメージで使うとよいでしょう。

また、気の流れは胃腸（脾胃）の機能と深く関係しています。香蘇散《こうそさん》がよく効く人というのは、肝よりも脾胃の不調、食欲不振、胃もたれ、吐き気、腹痛、お腹が張るといった症状が慢性的に見られる傾向があります。

つまり、神経質な性格で憂鬱になりやすく、もともと胃腸の弱い人が香蘇散《こうそさん》の適用ということになります。嫌なことがあるとすぐに下痢をするといった、過敏性腸症候群にも使用してよいでしょう。体力と腹力は中等度、みぞおちのあたりに痛みやつかえ感のあることが多く、舌の表面には薄い白苔が見られます。

香蘇散《こうそさん》は、一般的には、胃腸の虚弱な人の風邪薬として使われています。大正七年（一九一八年）の春から翌年にかけて、スペイン風邪というインフルエンザが世界中で猛威を振るいましたが、森道伯という漢方の名医が香蘇散《こうそさん》を使ってこれを治したという記録が残っています。

【半夏厚朴湯《はんげこうぼくとう》】

気のめぐりをよくし、肝胃不和の悪心・嘔吐を改善します。とくに、精神的なストレスにともなう「喉の詰まった感じ（梅核気）」に効果があります。梅核気とは、文字どおり梅干しほどの大きさの何かが喉仏のあたりに引っかかっているような感覚のことです。もちろん、レントゲンや喉頭ファイバーを行っても、何も見つかりません（一八八ページ参照）。世間一般では、「うつ病に半夏厚朴湯《はんげこうぼくとう》」とよくいわれますが、抗うつ効果としてはじつはあまり強くなく、むしろ吐き気や梅核気など、水のめぐりの改善（化痰）に適しています。抗うつ効果を期待するなら、四逆散《しぎゃくさん》など柴胡《さいこ》の入った疎肝解鬱薬と併用するのがよいでしょう。

ちなみに、小柴胡湯《しょうさいことう》と半夏厚朴湯《はんげこうぼくとう》を合わせたものを柴朴湯《さいぼくとう》といい、梅核気のある抑うつ傾向の強い人に用います。また、悪心や嘔吐、食欲不振など、上腹部の症状の強い場合は茯苓飲合半夏厚朴湯《ぶくりょういんごうはんげこうぼくとう》を用います。

腹力は中等度で、胃のあたりを軽く揺すってみるとポチャポチャというような音がする胃内停水を認めることが多々あります。舌には白苔を認めます。

【六君子湯《りっくんしとう》】

消化機能を改善し、足りない気を補う（補気）薬です。水の流れもよくします（利水）。香蘇散《こうそさん》は気の流れの改善でしたが、六君子湯《りっくんしとう》は「補う」です。症状としては、元気がない、疲れやすい、集中力が続かないなどの一般的な気虚、食欲がない、食べるとすぐに満腹になる、吐き気や胸焼けがする、下痢をするなどの消化機能の低下で、とくに胃の働きをよくします。

六君子湯《りっくんしとう》は気虚の基本的な方剤で、いろいろな薬と合わせて用います。たとえば、補気に加えて補血の効能を強めたい場合は当帰芍薬散《とうきしゃくやくさん》、気虚に加えて気滞の症状も見られる場合は香蘇散《こうそさん》や半夏厚朴湯《はんげこうぼくとう》、胃腸の不和で腹痛や下痢がある場合は四逆散《しぎゃくさん》、ただ下痢が見られる場合は五苓散《ごれいさん》や真武湯《しんぶとう》を合わせます。

六君子湯《りっくんしとう》は、一般的には胃薬として認識されています。六君子湯《りっくんしとう》にかぎらず、四君子湯《しくんしとう》や安中散《あんちゅうさん》など、胃の薬として使用される漢方薬には補気や理気の効能もたいてい備わっています。

これはなぜでしょう。みなさんも経験されたことがおありかと思いますが、胃腸が障害され、食欲がなくなったり、下痢が続いたりすると、身体がだるくなる、何をするにも億劫になるといったことが起こります。逆に、快食快便であると、気力も体力も充実します。気は、口から取り込んだ食べ物をもとにして、胃腸で消化吸収し得られます。ですから、胃腸の機能と気のめぐりというのは、切っても切れない関係にあるのです。胃腸だけでなく、それにともなう気の流れまで考慮しているのが漢方薬のすばらしいところです。

【当帰芍薬散《とうきしゃくやくさん》】

一般的には、「女性の漢方」または「血の道の漢方」として知られ、月経不順や更年期障害、冷え性などによく用いられ、血のめぐりと水のめぐりを改善します。一見、うつ病とは関係なさそうですが、東洋医学の気血水理論では、血や水のめぐりが悪くなると、必ず気のめぐりも障害されます。すると、疲労・倦怠、意欲の低下などの抑うつ症状へとつながります。ですから、当帰芍薬散《とうきしゃくやくさん》を使ううつは、基本的には女性で、冷え性、貧血、生理痛、月経不順、便秘、下痢、むくみなど、血や水のめぐりの障害からくる症状のあるときになります。お腹の力は中等度かそれ以下で、腹直筋が緊張してぴんと張っていたり、胃のあたりを揺すると音がしたり、臍の脇を圧してみると痛みを訴えたりします。

虚弱なタイプの女性では、「なんとなく憂鬱な日が続くわ」というときに使うと意外なほどよく効くことがあります。当帰芍薬散《とうきしゃくやくさん》だけで不十分な場合は、六君子湯《りっくんしとう》や半夏厚朴湯《はんげこうぼくとう》を合わせて服用するようにします。また、生理の前になると落ち込むという月経前緊張症にも使われます。イライラする、怒りっぽい、のぼせるなどの症状には適しません。

ただ、当帰《とうき》という生薬は、人によっては、胃に障ったり、アレルギーが出たりしますので、服用すると胃が痛くなるとか、湿疹が出たりするなどの副作用に注意が必要です。その場合は、服用を食前から食後に変えるとか、胃薬を併用するなどの工夫が必要です。アレルギーが出た場合は、服用を中止しなければなりません。

以上で、うつ病を東洋医学ではどう捉えるか、漢方薬を使い、しかも自分でうつ病を治してみるとはどういうことかがおわかりいただけたこと思います。

最後に、市販で入手できる漢方エキス製剤のリストをあげておきますのでご参考にされてください。

メーカー	医療用に対する生薬の含有量	
クラシエ	医療用の半量（以下「半量」）	
ウチダ和漢薬	半量	
一元製薬	医療用と同量（以下「同量」） 錠剤あり（ただし錠剤は半量）	
JPS製薬	半量	
小太郎漢方製薬	半量	
剤盛堂薬品	半量	
クラシエ	半量　抑肝散加芍薬黄連	
一元製薬	同量	
松浦薬業	半量	ゼリー
薬王製薬	半量	錠剤
全薬工業	半量	錠剤　液　顆粒
ウチダ和漢薬	半量	
小太郎漢方製薬	２／３程度	
クラシエ	半量	
建林松鶴堂	半量	
デイーエイチシー	半量	錠剤
ジェーピーエス製薬	半量	錠剤
クラシエ	半量	顆粒　錠剤
ウチダ和漢薬	半量	
ツムラ	半量	
小太郎漢方製薬	４／５量	
ウチダ和漢薬	半量	
ジェーピーエス製薬	４／５量	
小太郎漢方製薬	半量	加味逍遙散加川キュウ地黄 （加味逍遙散合四物湯）
剤盛堂薬品	半量	
小林製薬	半量	加味逍遙散加川キュウ地黄 （加味逍遙散合四物湯）
ジェーピーエス製薬	４／５量	
三和生薬	半量	
松浦薬業	半量	
小太郎漢方製薬	３／５量	
クラシエ	同量	
救心製薬	半量	
小太郎漢方製薬	半量	
JPS製薬	３／５量	四逆散合安中散
大正製薬	２／５量	
JPS製薬	３／４量	錠剤
クラシエ	半量	
ウチダ和漢薬	半量	
ツムラ	半量	

薬局・ネット通販で入手できる漢方エキス製剤

方剤名	商品名
柴《さい》胡《こ》桂《けい》枝《し》乾《かん》姜《きょう》湯《とう》	ＪＰＳ漢方顆粒１７号
	サイケーカンＮ
	ホノミキョウキョ錠
抑《よく》肝《かん》散《さん》	スリーピンα
	アロパノール
抑《よく》肝《かん》散《さん》加《か》陳《ちん》皮《ぴ》半《はん》夏《げ》	松鶴和悦
加《か》味《み》逍《しょう》遙《よう》散《さん》	明華順心
	ＪＰＳ漢方顆粒７号
	カミセーヌＣ　同ＣＮ
	ホノミチョウケイ粒　同錠
	メグリビ
	レディシトルＧ　同Ｔ
黄《おう》耆《ぎ》建《けん》中《ちゅう》湯《とう》	療方補気升陽顆粒
四《し》逆《ぎゃく》散《さん》	シギロン
	JPS航気散顆粒　同錠
	爽和
半《はん》夏《げ》厚《こう》朴《ぼく》湯《とう》	

メーカー	医療用に対する生薬の含有量	
小太郎漢方製薬	４／５量	
一元製薬	同量	錠剤
剤盛堂製薬	半量	
小太郎漢方製薬	２／３量	
大杉製薬	同量	
ウチダ和漢薬	半量	
JPS製薬	４／５量	
タケダ	半量	
小太郎漢方製薬	４／５量	
一元製薬	同量	
JPS製薬	半量	
ウチダ和漢薬	半量	
ツムラ	半量	
一元製薬	同量	
クラシエ	半量	
小林製薬	a２／５　b半量　EX３／５量	
ＪＰＳ製薬	３／５量	
ウチダ和漢薬	半量	
クラシエ	半量	
小太郎漢方製薬	半量	
ＪＰＳ製薬	半量	
クラシエ	半量	
ウチダ和漢薬	半量	
ツムラ	半量	大黄なし
一元製薬	同量	顆粒　錠剤
剤盛堂薬品	半量	錠剤
ウチダ和漢薬	半量	
ＪＰＳ製薬	３／５量	
小太郎漢方製薬	半量	
イスクラ産業	同量	
小太郎漢方製薬	同量	
求心製薬	同量	
剤盛堂薬品	半量	錠剤
JPS製薬	同量	
小林製薬	半量	
ウチダ和漢薬	半量	
小太郎漢方製薬	３／５量	
一元製薬	同量	錠剤
ウチダ和漢薬	半量	
小太郎漢方製薬	半量	
クラシエ	半量	顆粒　錠剤

方剤名	商品名
半《はん》夏《げ》厚《こう》朴《ぼく》湯《とう》	
	ホノミアンセイ粒　同錠
	ハンゲコーＮ
	ハイコーミン
	理気利心
	ＪＰＳ漢方顆粒３９号
	ストレージタイプＨ
柴《さい》苓《れい》湯《とう》	
大《だい》柴《さい》胡《こ》湯《とう》	
	ビスラットゴールドａ　同ｂ　同ＥＸ
	ＪＰＳ漢方顆粒３１号
	ウチダの大少陽
	コッコアポＧ
	ダイサインＮ
柴《さい》胡《こ》加《か》竜《りゅう》骨《こつ》牡《ぼ》蠣《れい》湯《とう》	
	ホノミサイキ錠
	竜化順清
	ＪＰＳ漢方顆粒１５号
	サイリュンＮ
酸《さん》棗《そう》仁《にん》湯《とう》	
	ホスロールＳ
	コンレス
	ＪＰＳ漢方顆粒６６号
	ナイトミン
柴《さい》胡《こ》清《せい》肝《かん》湯《とう》	
竜《りゅう》胆《たん》瀉《しゃ》肝《かん》湯《とう》	

メーカー	医療用に対する生薬の含有量	
一元製薬	同量	
小太郎漢方製薬	1／5量	
大杉製薬	半量	
JPS製薬	3／5量	
松浦薬業	半量	
ＪＰＳ製薬	半量	錠剤
クラシエ	半量	
ツムラ	半量	
一元製薬	同量	
小太郎漢方製薬	半量	
ウチダ和漢薬	半量	丸剤
ウチダ和漢薬	半量	
ＪＰＳ製薬	3／5量	
小太郎漢方製薬	3／4量	
ＪＰＳ製薬	半量	
クラシエ	半量	
ウチダ和漢薬	半量	
ツムラ	半量	
一元製薬	同量	
ＪＰＳ製薬	4／5量	
小太郎漢方製薬	半量	
小林製薬	半量	
クラシエ	半量	
ウチダ和漢薬	半量	
ツムラ	半量	
タケダ	半量	
タケダ	半量	
大杉製薬	半量	
小太郎漢方製薬	半量	
JPS製薬	半量	安中散加茯苓
JPS製薬	3／5量	
小林製薬	半量	
大正製薬	半量	
ＪＰＳ製薬	半量	錠剤　液
ウチダ和漢薬	半量	
ツムラ	半量	
小太郎漢方製薬	4／5量	細粒　錠剤
ウチダ和漢薬	半量	
ＪＰＳ製薬	4／5量	
小太郎漢方製薬	半量	

方剤名	商品名
竜胆瀉肝湯《りゅうたんしゃかんとう》	
	リュウセーヌN
	モリシンニョウA
	ＪＰＳ漢方顆粒６９号
甘麦大棗湯《かんばくたいそうとう》	
黄連解毒湯《おうれんげどくとう》	
	黄連解毒丸
	清熱瀉火
	ＪＰＳ漢方顆粒３号
	オウゲインN
六君子湯《りっくんしとう》	
	ＪＰＳ漢方顆粒５２号
	リックーンS
	ギャクリア
安中散《あんちゅうさん》	
	タケダ漢方胃腸薬
	ストレージタイプI
	オースギ漢方胃腸薬
	アンチュンN
	ＪＰＳ漢方胃腸薬
	ＪＰＳ漢方顆粒１号
	太田漢方胃腸薬
	大正漢方胃腸薬
補中益気湯《ほちゅうえっきとう》	
	ウチダの保中回帰
	ＪＰＳ漢方顆粒４６号
	ホエキンN

メーカー	医療用に対する生薬の含有量	
クラシエ	半量	
建林松鶴堂	半量	
ツムラ	半量	
小太郎漢方製薬	４／５量	
クラシエ	半量	
ＪＰＳ製薬	４／５量	
クラシエ	半量	
松浦薬業	半量	
ＪＰＳ製薬	４／５量	
小太郎漢方製薬	半量	
ＪＰＳ製薬	半量	錠剤
クラシエ	半量	
ウチダ和漢薬	半量	
ＪＰＳ製薬	４／５量	
クラシエ	半量	
イチゲン	半量	
ツムラ	半量	
小太郎漢方製薬	２／５量	
大杉製薬	半量	
イチゲン	同量	
ＪＰＳ製薬	半量	錠剤
ツムラ	半量	
クラシエ	半量	
ウチダ和漢薬	半量	
ＪＰＳ製薬	４／５量	
小太朗漢方製薬	半量	
ＪＰＳ製薬	半量	
ツムラ	半量	
クラシエ	３／５量	
ウチダ和漢薬	半量	
ＪＰＳ製薬	４／５量	
タケダ	半量	
小太郎漢方製薬	２／３量	
第一三共ヘルスケア	半量	
ＪＰＳ製薬	半量	
小太郎漢方製薬	４／５量	
クラシエ	半量	顆粒　錠剤
ＪＰＳ製薬	４／５量	
小太郎漢方製薬	半量	

方剤名	商品名
半《はん》夏《げ》白《びゃく》朮《じゅつ》天《てん》麻《ま》湯《とう》	 生令
人《にん》参《じん》湯《とう》	 ＪＰＳ漢方顆粒３８号
香《こう》蘇《そ》散《さん》	 ＪＰＳ漢方顆粒１３号 コオソニンN
桂《けい》枝《し》加《か》芍《しゃく》薬《やく》湯《とう》	 ＪＰＳ漢方顆粒９号
小《しょう》建《けん》中《ちゅう》湯《とう》	 ショーケン分包 ケンショトウ
茯《ぶく》苓《りょう》飲《いん》	
小《しょう》柴《さい》胡《こ》湯《とう》	 小少陽 ＪＰＳ漢方顆粒２４号 ショウサインN
半《はん》夏《げ》瀉《しゃ》心《しん》湯《とう》	 中焦健和 ＪＰＳ漢方顆粒４０号 ストレージタイプG ハンシャンN 三共胃腸薬「漢方」
六《ろく》味《み》丸《がん》	 ＪＰＳ漢方顆粒７７号 ロクミナール

メーカー	医療用に対する生薬の含有量	
ＪＰＳ製薬	半量	錠剤
クラシエ	半量	錠剤
大杉製薬	同量	
ツムラ	半量	
小太郎漢方製薬	半量	
ＪＰＳ製薬	４／５量	
ツムラ	半量	
クラシエ	同量	
クラシエ	半量	
小太郎漢方製薬	半量	細粒　錠剤
佐藤製薬	半量	
ウチダ和漢薬	１／５量	
日本臓器製薬	同量	
求心製薬	４／５量	
クラシエ	医療用製剤なし	
小太郎漢方製薬		
ＪＰＳ製薬		
八つ目製薬		
ＪＰＳ製薬	半量	
クラシエ	半量	
ウチダ和漢薬	半量	
ツムラ	半量	
イチゲン	同量	
ミモザ製薬	２／３量	
小太郎漢方製薬	半量	
ウチダ和漢薬	半量	
ＪＰＳ製薬	４／５量	
タケダ	当帰芍薬散加人参	
クラシエ		
ウチダ和漢薬	半量	
クラシエ	半量	
小林製薬	半量	加味四物湯
ＪＰＳ製薬	４／５量	
小太郎漢方製薬	半量	
ロート製薬	半量	錠剤
小太郎漢方製薬	同量	
クラシエ	半量	
ロート製薬	半量	錠剤
ＪＰＳ製薬	半量	錠剤
クラシエ	半量	
イチゲン	３／５量	
ＪＰＳ製薬	３／５量	
ロート製薬	２／５量	錠剤

方剤名	商品名
八《はち》味《み》地《じ》黄《おう》丸《がん》	
	ＪＰＳ漢方顆粒６１号
	ケアテ顆粒
	ベルアベトン
牛《ご》車《しゃ》腎《じん》気《き》丸《がん》	
	ウロバランス
	温補利水丸
	漢方ラックル顆粒
	金匱腎気丸
知《ち》柏《ばく》地《じ》黄《おう》丸《がん》	
	ＪＰＳ漢方顆粒７６号
	知柏壮健丸
当《とう》帰《き》芍《しゃく》薬《やく》散《さん》	
	錠剤当芍散
	プレママーレ
	トウシャンＮ
	婦徳安潤
	ＪＰＳ漢方顆粒３５号
	ルビーナめぐり
	命の母
四《し》物《もつ》湯《とう》	
	活歩源
	ＪＰＳ漢方顆粒２７号
	シモツＮ
当《とう》帰《き》飲《いん》子《し》	
温《うん》経《けい》湯《とう》	
	ＪＰＳ漢方顆粒７１号
	ルナフェミン

メーカー	医療用に対する生薬の含有量	
ＪＰＳ製薬	半量	錠剤
ウチダ和漢薬	半量	
小太郎漢方製薬	４／５量	
クラシエ	半量	
イチゲン	同量	
クラシエ	半量	
小太郎漢方製薬	半量	
ウチダ和漢薬	半量	
ＪＰＳ製薬	４／５量	
ＪＰＳ製薬	３／４量	錠剤
クラシエ	半量	顆粒　錠剤
ウチダ和漢薬	４／５量	
ツムラ	半量	
小太郎漢方製薬	半量	錠剤
ウチダ和漢薬	４／５量	
ＪＰＳ製薬	４／５量	
ライオン	４／５量	錠剤
小太郎漢方製薬	４／５量	
小太郎漢方製薬	半量	
松浦薬業	半量	
イチゲン	同量	錠剤
ＪＰＳ製薬	半量	
クラシエ	半量	
ツムラ	半量	
ウチダ和漢薬	同量	生薬丸剤
ＪＰＳ製薬	４／５量	
剤盛堂薬品	半量	
小太郎漢方製薬	４／５量	錠剤
松鶴堂	半量	
ＪＰＳ製薬	半量	
松浦薬業	半量	
湧永製薬	半量	
クラシエ	半量	
松浦薬業	半量	
剤盛堂薬品	半量	
ＪＰＳ製薬	半量	錠剤
クラシエ	半量	
ウチダ和漢薬	同量	
ツムラ	半量	
小太郎漢方製薬	４／５量	細粒　錠剤
イチゲン	同量	

方剤名	商品名
当《とう》帰《き》四《し》逆《ぎゃく》加《か》呉《ご》茱《しゅ》萸《ゆ》生《しょう》姜《きょう》湯《とう》	ベルクリーン シモラＮ 順血温補湯 ＪＰＳ漢方顆粒３４号
桂《けい》枝《し》茯《ぶく》苓《りょう》丸《がん》	ケイブックＮ 恵麗安順 ＪＰＳ漢方顆粒１１号 ペア
通《つう》導《どう》散《さん》	ツードーンＳ
大《だい》黄《おう》牡《ぼ》丹《たん》皮《ぴ》湯《とう》	
桃《とう》核《かく》承《じょう》気《き》湯《とう》	ＪＰＳ漢方顆粒３３号 ツウケイ散 トーガックＶ
真《しん》武《ぶ》湯《とう》	サンワロンＳ 玄武湯エキス細粒 サンワロンＳ顆粒
呉《ご》茱《しゅ》萸《ゆ》湯《とう》	ホノミカンタン粒
苓《りょう》桂《けい》朮《じゅつ》甘《かん》湯《とう》	

メーカー	医療用に対する生薬の含有量	
ＪＰＳ製薬	４／５量	
タケダ	半量	
小太郎漢方製薬	３／４量	
ＪＰＳ製薬	同量	
ウチダ和漢薬	同量	
クラシエ	１／５量	錠剤
ツムラ	半量	
ＪＰＳ製薬	同量	
ウチダ和漢薬	同量	
小太郎漢方製薬	３／５量	
小林製薬	同量	
ＪＰＳ製薬	２／３量	錠剤
クラシエ	半量	顆粒　錠剤
ウチダ和漢薬	同量	
ツムラ	半量	
ＪＰＳ製薬	４／５量	
小太郎漢方製薬	２／３量	錠剤
クラシエ	半量	
ＪＰＳ製薬	半量	錠剤
ＪＰＳ製薬	半量	錠剤
クラシエ	半量	錠剤
ウチダ和漢薬	半量	
ツムラ	半量	
小太郎漢方製薬	半量	細粒　錠剤
佐藤製薬	半量	錠剤
ＪＰＳ製薬	４／５量	
薬王製薬	半量	
阪本漢方製薬	同量	
小林製薬	半量	錠剤
クラシエ	半量	錠剤
クラシエ	半量	ＥＸより少量　錠剤
サンドラッグ	半量	錠剤
小太郎漢方製薬	半量	錠剤
ＪＰＳ製薬	４／５量	錠剤
ウチダ和漢薬	半量	
ツムラ	半量	
小太郎漢方製薬	４／５量	
クラシエ	同量	顆粒（半量）　錠剤
クラシエ	同量	錠剤
小林製薬	同量	
ＪＰＳ製薬	４／５量	
小太郎漢方製薬	半量	錠剤

方剤名	商品名
苓《りょう》桂《けい》朮《じゅつ》甘《かん》湯《とう》	ＪＰＳ漢方顆粒５３号
	ストレージタイプＺＭ
	レイジットＮ
五《ご》苓《れい》散《さん》	
	ＪＰＳ漢方顆粒１４号
	五味利水
	ゴレーンＮ
	アルピタン
猪《ちょ》苓《れい》湯《とう》	
	ＪＰＳ漢方顆粒３２号
	チョレインＮ
越《えっ》婢《ぴ》加《か》朮《じゅつ》湯《とう》	
防《ぼう》風《ふう》通《つう》聖《しょう》散《さん》	
	ココスリム
	JPS漢方顆粒４５号
	アトシトール
	アンラピリＳＳ
	ナイシトール
	コッコアポＥＸ
	コッコアポプラスＡ
	サンスラット
	ボーツーンＮ
防《ぼう》已《い》黄《おう》耆《ぎ》湯《とう》	
	コッコアポＬ
	アクリエＥＸ
	ＪＰＳ漢方顆粒４４号
	ポーキットＮ

メーカー	医療用に対する生薬の含有量	
ロート製薬	同量	錠剤
太田胃散	半量	錠剤

方剤名	商品名	
防《ぼう》已《い》黄《おう》耆《ぎ》湯《とう》	ラクリア	
	ロコフィットＧＬ	

おわりに

私の医者としてのキャリアのスタートは、脳神経外科でした。もう三十年以上も前のことです。脳神経外科といえば、クモ膜下出血や脳腫瘍、頭部外傷などの治療を行うところです。

当たり前といえば当たり前ですが、そこにあるものはすべてが西洋医学でした。東洋医学に関するものは何一つありません。もちろん、当時の私はそのことに疑問を感じませんでしたし、漢方薬がないからといって、とくに困ったこともありませんでした。

当時の私は、漢方薬の存在を知ってはいました。しかし、「効きはしない、胡散臭い」と、何の根拠もなく考えていたのです。それは、多分に情緒的、主観的な思い込みにすぎませんでしたが、なぜかそのときは当たり前のようにそう思っていました。私だけではありません。西洋医学を学んだ者なら誰しも同じように考えていたはずです。

その理由は、西洋医学に基本を置いた教育にありました。原因があり、反応があって、結果がある。それが、映像や数字という現代流のやり方で再現されないかぎり信用しないという科学のスタイルに則った教育です。漢方はそれにそぐわないので、未熟な、稚拙《ちせつ》な過去の遺物として認識されているのです。

これは、明治時代、ドイツから西洋医学を導入する際、漢方を医学とは見なさないと決めた国策の結果です。科学的でない漢方は時代遅れのもので、西洋医学の普及の邪魔になるとして当時の政府が捨ててしまったのです。以後、医学の世界で漢方は日陰者となり、漢方を扱う医者は、怪しげな魔術師のように見られたものです。こうして、漢方が人びとから疎遠になった状態が長く続きました。

しかし、国の思惑に反して、漢方が日本から消えてしまうことはありませんでした。漢方薬の効能を信じ、地道に研鑽を積んできた少数の医師達によって、また、漢方を求める人びとの声によって、ささやかながら生き続け、なおかつ、すこしずつ拡がっていったのです。

やがて東洋医学会が設立され、エキス製剤がつくられ、いまや漢方薬は漢方の専門医でなくても気軽に処方でき、医療機関にかからなくても、薬局に足を運べば誰でも簡単に買うことができるようになりました。再び、漢方を身近に感じる時代がきたのです。現在は、明治以降、もっとも漢方が普及した時代といってもいいかもしれません。

二千年という歴史の波にもまれ、生き残ってきた古人の知恵の結晶である漢方を、私たちはもっと享受しようではありませんか。めまい、耳鳴り、高血圧、低血圧、頭痛、肩こり、冷え性など、すこしでも心身の不調を感じたら、まずは漢方を使ってみましょう。

現代人はさまざまなストレスに苛まれ、気も血も水も、肝も心も脾も肺も腎も、おしなべてバランスが崩れているといえます。それは、病気にいたる手前の半健康・半病気、いわゆる「未病《みびょう》」の状態であり、放っておくと死を招く病気に発展するかもしれません。そんな状態から、やさしく静かに、漢方は守ってくれるのです。

しかし、過信してはいけません。西洋医学が万能でないように、東洋医学もまた然りです。命にかかわるようながんや脳卒中を、漢方で治そうとするのは無謀です。そこは西洋医学が担うべきです。病気にかからないように東洋医学を使い、もし、不幸にもかかってしまったら西洋医学を使う。両者は相反するものではなく、互いに弱い部分を補い合うべきものなのです。

漢方がこれだけ普及した現代にあっても、それでも科学的でないといって否定する人がいます。たしかに、漢方の効果を映像や数字で表すことは困難です。どういう成分がどこに作用しているか、検証は不可能です。

そういう意味では、科学的な再現性はありません。ですが、現代流のやり方がどうのこうのではなく、二千年以上にわたって使われつづけてきた事実こそが大事なのです。淘汰されていまに残った処方には、経験知に裏打ちされた効果の確証があります。この先人の知恵を、浅はかとか科学的でないなどの言葉で捨て去っていいわけがありません。

私たちは、受け継がれてきた先人の知恵を厳粛に受けとめ、さらにそこに新たな知を積み上げる努力をするべきなのです。

では、これから先の世代のために、私たちが積み上げるべきものとは何でしょうか。

一つは、たったいま述べた、「漢方は効かない」という人を納得させる、つまり、漢方が効くということを科学的なレベルまで引き上げることです。そうすることで漢方の効果に普遍性を持たせ、医師も患者さんもより安心して使えるようになり、ひいては国際化につながるのです。

そのためには、生薬の有効成分を細かく抽出したり、煎じ液を細胞に作用させてその反応性を見るといった実験室レベルのことから、実際に多数の患者さんに使用して、効くということを統計学的に数字で表現できるようにしなければなりません。これは至難の業《わざ》ですが、すでに大学病院などでそうしたアプローチがすこしずつなされようとしています。大変喜ばしいことです。

もう一つは、内科、外科、精神科など、診療各科のそれぞれにおいて、より専門的な漢方薬を処方できる医者を増やすことです。一般に、漢方を専門とする医師は、いわゆる「何でも屋」で、科の垣根を越えてどんな病気でも診ます。それはそれで必要ですし、伝統的な漢方医のスタイルです。

しかし、そのいっぽうで、一つの科に精通し、その科の領域の疾患であればどんなに困難な病気でも対応できる漢方医が必要です。そのような漢方医が存在することで、漢方薬の選択肢が増え、東洋医学の深みが増します。「何でも屋」を一般漢方医とすると、専門漢方医（学界の認定する「専門医」と別の意味で）とでも呼びましょうか。

私は、心療内科あるいは精神科における、この専門漢方医でありたいと願っています。そのためには、古文書を漁ったり、入手困難な生薬を手に入れたり、漢方特有の壁を乗り越えなければなりません。自分なりに努力はしているつもりですが、漢方の世界に足を踏み入れてかれこれ三十年、まだまだ未熟で、学ぶことにゴールはありません。

漢方を学ぶとは、「学」ではなく「道」だと感じます。これは、柔道や華道、武士道といった言葉に使われるところの「道」と同じ意味であるとお考えください。

「道」は学ぶものではなく、究めるものです。漢方の本格的な教育は、医学部にはありません。漢方を志す者は、卒業してから師につきます。しかし、誰も手とり足とり教えてはくれません。昭和の漢方を切り拓いた大御所、大塚敬節先生でさえ、『皇漢医学《こうかんいがく》』を著した湯本求真先生に師事した日常は、ただひたすら師の診療を見ることだったそうです。説明などいっさいなかった、と述懐されています。

それが合理的でないと批判される方もいますが、漢方が「道」である以上、それでいいのだと思います。技術や知識の伝授だけが重要なのではありません。患者さんに接する師の物腰、表情、試行錯誤する様など、言葉にならないもののなかに、やがて自身のなかで熟成されていく、適切な証を得るための微妙な感覚の手がかりがあるのです。

「道」を究める過程においては、その「道」にふさわしい心を持ちつづけることが重要です。たとえば、武士道でいえば、節義、忠誠、礼節、仁といったことです。

では、漢方の心とは何でしょうか。それは、全人的医療です。患者さんを病気というパーツでとらえるのではなく、心理面はもとより、その方の置かれた社会的な状況をも含め、人として包括的に診るということです。こうした視点がなければ、季節、気温、天候、ストレス、性格などの要因に左右される気・血・水と五臓の変化を追いきれるものではありません。

もし、漢方を学ぶ者が、「道」としての姿勢を捨ててしまったらどうなるでしょうか。それは、西洋医学的なやり方でのみ漢方を学ぶことになります。西洋医学的な薬の使い方を踏襲するということです。つまり、症状と薬剤が直接結びつくかたち、高血圧には降圧剤、不眠には睡眠薬という具合です。

これを漢方でやると、いわゆる「症状漢方」といわれて批判されます。風邪に葛根湯《かっこんとう》、喘息に柴朴湯《さいぼくとう》、胃もたれに六君子湯《りっくんしとう》という処方の選び方で、極端な例では、証もとらずに西洋医学的な病名だけで薬を決めてしまいます。しかし、これはもはや漢方ではありません。漢方薬を使った西洋医療です。これを「サイエンス漢方」と言って肯定する向きもありますが、私は間違っていると思っています。

漢方は、あくまでも医道です。全人的医療です。そのことを基本としてわきまえていないと、いい漢方医にはなれません。ましてや、専門漢方医にはなれません。私の漢方医としてのキャリアは、これからも続くでしょう。身につけるべきことがまだまだたくさんあります。研鑽を積む日々のなかで、すこしでも「道」を究められるよう努力し、患者さんのお役に立てれば、これ以上の幸せはありません。

本書は、二〇一一年にＰＨＰ研究所より出版させていただいた、『「うつ」は漢方でなおす』に加筆訂正を加えた新版です。新たな形で、本書が刊行される機会を与えてくださったアップルシード・エージェンシーの栂井理恵氏、出版に向けてご尽力くださった方丈社の西田薫氏、東洋医学に関する記述についてご指導いただいた漢方三考塾の高山宏世先生に深く感謝を申し上げます。

森下克也

著者略歴

森下克也

（もりした・かつや）

1962年、高知県生まれ。

医学博士、もりしたクリニック院長。

久留米大学医学部卒業後、浜松医科大学心療内科にて

永田勝太郎先生に師事、漢方と心療内科の研鑽を積む。

浜松赤十字病院、法務省矯正局、

豊橋光生会病院心療内科部長を経て現職。

心療内科医として、日々全国から訪れる、

うつや睡眠障害、不定愁訴の患者に対し、

きめ細やかな治療で応じている。

著書に『「月曜日の朝がつらい」と思ったら読む本』（中経出版）、

『お酒や薬に頼らない「必ず眠れる」技術』（角川SSC新書）、

『決定版「軽症うつ」を治す』（角川SSC新書）、

『薬なし、自分で治すパニック障害』（角川SSS新書）、

『うちの子が「朝、起きられない」にはワケがある』（メディカルトリビューン）、

『不調が消えるたったひとつの水飲み習慣』（宝島社）などがある。

〈もりしたクリニック〉

〒142-0063東京都品川区荏原3-7-5 和田ビル2階

TEL 03-5750-2832　FAX 050-3664-3861

ホームページ　http://www.morishitac.com/

協力

日本漢方振興会漢方三考塾　高山宏世

著者エージェント

株式会社アップルシード・エージェンシー

http://www.appleseed.co.jp

本書は、2011年にPHP研究所より刊行された、

『「うつ」は漢方でなおす』を加筆訂正、改題したものです。

うつ消し漢方

自然治癒力を高めれば、心と体は軽くなる!

2019年5月2日　第1版第1刷発行

著者

森下克也

デザイン

杉山健太郎

DTP

山口良二

発行人

宮下研一

発行所

株式会社方丈社

〒101-0051

東京都千代田区神田神保町1-32 星野ビル2F

Tel.03-3518-2272 / Fax.03-3518-2273

http://www.hojosha.co.jp/

印刷所

中央精版印刷株式会社

ISBN978-4-908925-46-7